対話で心をケアするスペシャリスト《精神対話士》の

人の話を「聴く」技術

財団法人メンタルケア協会［編著］

宝島社

対話で心をケアするスペシャリスト《精神対話士》の

人の話を「聴く」技術

はじめに

「聴く」知性がいま現代人に求められている

科学技術や情報技術の著しい発展によって、現代社会は物質的には豊かになりましたが、反面、心の豊かさが取り残されている気がします。人間関係の希薄化がもたらす孤独感や不安感、喪失感などを訴える人がふえてきました。

現代人の十五人に一人がうつに陥る傾向があるなど、心の荒廃が大きな社会問題となる世の中にあっては、「心の手入れ」をすることが必要となってきました。そして自分の生きがいをはっきりと認識させてくれるような存在を求めるようにもなってきました。それは現代人にとって必要なもので、そんな暖かな存在があれば自らの生きる意欲につながっていきます。

そうした社会の要請の中から生まれたのが「精神対話士」という存在です。彼らは、求める人たちのそばに寄り添い、暖かな対話をすることで相手の心の手入れをします。一九九三年に精神対話士が生まれて以来、ネガティブな精神状態に陥ったさまざまな人たちとの対話を通して、再び元気を取り戻していただくことに成果をあげてきました。

本書では、その精神対話士の「対話」の本質をわかりやすく解説しています。お読みいただければ、現代社会で忘れられがちな「対話」の素晴らしさに気づかれることでしょう。また、人の話を「聴く」という行為が偉大な力を持っていることに驚かれるでしょう。

私たちは、自らを主張することばかりに重きを置いて、「聴く」ことの大切さを忘れていました。もちろん、学校で「聴き方」の講義を受けたこともないでしょう。しかし、これから「こころ」の時代に向かうにあたって、求められるのは人の話を聴く力です。「話す」より「聴く」ことで知性が試される時代になります。

人の話に耳を傾けてください。目の前にいる相手の心を聴こうとすることです。言葉の向こう側にあるものを見つめ、かけがえのない一人の人間として尊敬して相手を受け止めることです。そうすれば、今まで気づかなかったいろいろなことが見えてくるようになります。そして何より、豊かな人間関係を築くことができます。それは新たな生きがいを生み出すことにもつながるでしょう。

本書の主題である「聴く」ということが、みなさんの生きる知恵となってお役に立つことを願っています。

メンタルケア協会

CONTENTS

対話で心をケアするスペシャリスト《精神対話士》の
人の話を「聴く」技術

［ライター］宇津木聡史
［装幀デザイン］吉良久美
［プロデュース］仲上真之事務所

対話で心をケアするスペシャリスト

《精神対話士》の

人の話を「聴く」技術

「キーワード」をさりげなく復唱する

トゲのある言葉のトゲの抜き方

「オウム返し」の相づちで核心に迫る

財団法人メンタルケア協会【編著】

01

「聴く」ことで人を癒す心のケアの専門職・精神対話士

精神対話士という資格制度は、一九九三年、慶應義塾大学医学部出身の医師たちが中心になって立ち上げられました。医療行為、精神療法を用いることなく、あくまでも対等な立場で、会話（対話）を通して人の心のケアを行うメンタルケアのスペシャリストです。

この十数年間、イジメに苦しみ心を閉ざした子ども、家庭の問題が原因で話すことをやめてしまった少女、社会的なかかわりを持てなくなった「ひきこもり」の少年、仕事や職場の人間関係に行きづまった会社員、終末医療を受け静かに死を待つ人たち、認知症の高齢者、統合失調症で悩む人たち……数多くの人々と対話し、実績を上げてきました。

クライアントに対して私たちがしてきたこと、それは真心をもって相手の話を聴き、心を受け止め、対話すること、それだけです。人は人の話に耳を傾けることで、人を苦悩から救い出し、心を癒すことができます。

厳格な父親に反発して自宅に放火した奈良の少年、同級生にいじめられた過去を持ち幼児を殺害した秋田の若い母親など、さまざまな痛ましい事件を見るにつけて、誰かそばにいる人が、彼らの話を、心の声を聴いてあげることができていたら……と残念でなりません。

どんな人でも生きていくうえで不安を感じ、悩みを持ちます。すぐに解決できればいいのですが、いったん悩みはじめると考えはまとまらずに、出口の見つからないグルグル思考に陥ってしまうのです。

そんなとき、**誰かに話を聴いてもらうだけで、心がすっと軽くなるものです。**悩みを吐き出すだけ吐き出すことができれば、人は元気を取り戻すことができます。人に話を聴いてもらい、ひと言返事をしてもらう。それだけで救われることが少なくないのです。明日のデートに着ていく洋服に迷ったときに、「こっちのほうがあなたにはぴったりよ」というひと言で安心するのと同じです。

精神対話士は、「聴く」ことのプロです。相手に寄り添い、話をすべて受け入れ、気持ちに共感して、相手が自分の心をうまく整理して、問題の解決にいたるように対話していくことができます。問題解決能力は、どんな人にも備わっていますが、人は不安や悩みを抱えたときそれが有効に働かなくなっています。それをうまく引き出してあげるのが私たち精神対話士の「聴く」技術なのです。

02

ただ「聞く」のではなく、心で「聴く」ことが大事

「聞く」と「聴く」――人の話を「きく」というとき、漢字ではこう書き分けます。

この違いについて、精神対話士の一人は、漢字の字面《じづら》から「聞く」は耳を門で閉じてしまっているが、「聴く」は心の耳で人の話を聴くと書いてあると解釈しています。

「聞く」は、英語で言えば「hear」。耳に入ってくる音を感じる状態です。人の話も雑音も同じ。耳に入ってきている音でも、意識しなければ聞こえてきません。目の前に話し手がいても、その話に興味が持てないと、言葉が入ってこない状態になります。

一方、「聴く」というのは、英語で言えば「listen」。もっと積極的な気持ちで相手が話している言葉を理解しようとする行為です。文字通り耳を傾ける「傾聴」という態度を示すことにもなり、相手も「この人は私の話を真剣に聴いてくれている」と思ってくれるようになります。

その意味で、私たち精神対話士は「聴く」ことを大事にしています。専門的な言葉で

「積極的傾聴」と表現するときもあります。

単に相手の話に耳を傾けるだけではありません。相手の表情や言葉の裏側にある意味などの非言語的なメッセージなどを読み取りながら、また、相づちや質問などを適度に織り交ぜながら、対話を少しずつ深めていくのです。話し手の気持ちに深く共感し、さらに相手の考えを受容し、相手の存在を支持（認めて尊重）していきます。

そうした姿勢で、相手の話を聴くことができれば、人は孤独から解放され、心に溜《た》まったストレスを表に出して、浄化することができます。心理学でいうところの「カタルシス」は、深い対話をすることで可能になります。

本書では、相手の話を積極的に聞く場合には「聴く」という言葉を、ただ耳に入ってくる音声を聞くというニュアンスの場合は「聞く」という言葉を使用します。本書のタイトルを「聴く技術」としたのも、そういう理由からです。

また、人と話すときでも、私たち精神対話士は「会話」と「対話」の違いにこだわります。今後本文中では、意味情報の交換に重きを置いたものを「会話」と呼び、感情情報の交換、言い換えれば共感を重視した会話を「対話」と呼んでいきます。

精神対話士には守秘義務があり、文中に出てくるエピソードはすべて脚色してあります。

03

対話には、「理解」よりも「共感」が必要

ふつう私たちが日常で会話するときには、その言葉に、二種類のメッセージが込められています。「意味情報」と「感情情報」と呼ばれるものです。

たとえば、結婚式で新郎新婦が誓い合う「愛しています」の言葉には、「愛している」という現在の心境報告（意味情報）だけでなく、「あなたのことを一生大切にしますよ」という覚悟の所信表明（感情情報）も含まれているのです。

だから、人の話を聴くときには、言葉に込められた二つの情報を確実に受け止める必要があるのです。それがコミュニケーション能力です。

ところが、最近の日本人全体にいえることなのですが、コミュニケーション能力が低下してきているようで、職場や家庭で交わされる会話では、意味情報の部分しか受け止められずに、感情情報が受け止められないことが多くなってきています。つまり、言葉の表面的な意味だけ伝わり、その言葉の裏側にある気持ちが伝わらなくなってきているのです。

たとえば、私たちは、

「昨夜は徹夜して、この報告書を書き上げたんだ」

と職場の同僚が声をかけてきたとき、

「そんな徹夜するまでの仕事でもないだろう」

といった答え方をしているのではないでしょうか。

「宿題をしなさい」

という母親の言葉に、

「わかったよ、うるせーな!」

と、返事する子どもが少なくないのではないでしょうか。

「昨夜徹夜した」という同僚の言葉の裏には、「大変だった」「疲れている」という感情が隠されているものです。母親の「宿題をしなさい」の言葉には、文字通り「早く宿題をすませなさい」という意味と、「きちんとした生活ができる人間になってほしい」という願いが込められているのです。

日本人のコミュニケーション能力の衰退は、言葉に隠された感情や願いを汲み取れないところに原因があります。

話し手はメッセージを発するとき、じつは、そのメッセージの裏側に隠れた感情こそ伝

えたいと思っているのです。

「先日、旅行に行ったんだ」

「恋人ができたんだ」

「新しい服を買ったんだ」

そんなメッセージを受けて、

「そうなんだ」

「あっ、そう」

「良かったね」

で話を終わらせてしまえば、話し手の気持ちは受け止められません。それでは、相手の発した言葉の「意味情報」だけを「理解」していることにしかならないからです。

話し手の感情を受け止めるには、

「楽しかったでしょ」

「それじゃ、今、最高に幸せな気分ね」

「今度、見せてよ」

という返事が大切なのです。それが「共感」するということです。

そうすれば、話し手は、

「そうなんですよ」

と言いながら、話の続きをはじめるでしょう。「私の気持ちが伝わった」「わかってくれた」とうれしく感じることができるからです。

話し手の心が満たされるのは、「意味情報」と「感情情報」の両方が伝わったときなのです。それが十分にできたとき、話し手は聴き手に対して、「私のことをわかってくれた」と実感して、聴き手に信頼を寄せてきます。

ビジネスの現場では、「意味情報」がその大半を占めることはやむをえないところがありますが、私たちが日常にする会話では、「感情情報」のほうに重きをおくべきです。そうすれば、より良い人間関係が生まれます。

04

気持ちが受け止められたとき、話し手は十分な満足を得る

もし仲の良い会社の同僚が、上司について次のように言ってきたら、あなたはどうしますか。

「あの新しく来た上司はダメだ。この仕事のやり方が全然わかっていない。さりげなくオレがやり方を教えているのに、まったく要領をつかめない……」

憤《いきどお》る同僚は、あふれ出る感情を抑えられない様子を見せています。一方、あなたはこの上司のことを知っていて、別に能力の低い上司だとは思っていません。むしろ、仕事ができる人だと思っていたくらいです。同僚は、ただ仕事の流儀が合わないので、気に入らないだけのようです。

「おまえは、どう思うんだよ？」

そんなふうに意見を求められたら、あなたは何と答えるでしょうか。

「そんなことないよ」

と答えるのが正しいのでしょうか。しかし、それでは同僚の感情を受け止められず、会話が終わってしまいます。同僚は心の中で「こんなヤツに話をしなければ良かった」と思うかもしれません。

会話は、理解よりも共感にポイントがあるのです。

そう考えれば、こんなふうに発展させることができるでしょう。

「あの新しく来た上司はダメだ。この仕事のやり方が全然わかっていない。さりげなくオレがやり方を教えているのに、まったく要領をつかめない」

「そうなの？」

「そうだよ。この間だって、必要もない段取りを踏めって言ってくるしさ」

「そうなんだ。それでどうしたの？」

「だから、一応『ハイハイわかりました』って言っておいたけどさ、やってないよ」

「そうなんだ。相当ストレス溜まっているみたいだな」

「おまえは、あの上司のこと、どう思う？」

「そうだな……う〜ん……どうなんだろうな……俺はそう思わないけど、キミは要領が悪いって思うんだよね？」

「絶対にそう思うね。だって、聴いてくれよ、今日もさ……」

という感じです。

自分の感情を受け止めてもらえる会話であれば、話し手は「話して良かった」「こいつは俺の気持ちをわかってくれる」「もっと話していたい」という印象を持ってくれることでしょう。

しかも、聴き手は相手の気持ちを受け止めることに専念するので、別に自分の意見を表明する必要も、話を合わせるために自分を偽る必要もありません。

気持ちが受け止められれば、話し手はそれで満足するものです。たとえ問題が解決されなくても、一時的に気持ちが楽になれば、「あの上司とはうまくいかないけど、自分なりに工夫して仕事をしよう」と前向きに考えられるようになります。

人は同時に二つの感情を持てません。どんな心の状態であれ、ご馳走《ちそう》を食べて「おいしい」と思えば、怒ることはできないのです。もっといえば、怒りで感情がいっぱいになっていても、おいしいものを食べて「うまい」と思えば、その瞬間は怒りを忘れることができるのです。

腕の良い料理人が口うるさい評論家を黙らせるように、腕の良い聴き手は強いネガティブな感情を持った人の不快な気分を転換させることができます。そして「わかってくれた、うれしい」という気持ちを相手に与えられるのです。

人は、二つの感情を同時には持てない以上、会話しているときにスッキリした気持ちを味わえれば、その間は嫌な気分になることは絶対にありません。そんな時間を少しでも持つことができると、煮詰まっていた気持ちに余裕ができて、「悪く考えすぎているかな」などと話し手は自分から違う視点を見つけられるようになることも多いのです。

05

共感と「プラスの言葉」が生きる希望を生みだす

精神対話士が実践する対話をたとえるなら、それは嵐の中で消えそうになっている火を守るような作業に似ているかもしれません。強風にあおられ細く揺らめく火を手で囲い、炎が大きくなるのをそっと待つ。雨が降ろうが、気温が下がろうが、日が暮れようが、火が消えないように身を挺《てい》す。それが私たちの仕事なのです。

対話をしていていつも思うのは、人はどんな逆境にあっても「より良く生きたい」という希望の火を必ず持っているということです。精神対話士は、必ず相手の本来持っている生きる力を信じます。どんなに小さな火でも、その希望の火を大切に守れば必ず勢いを回復すると信じて対話します。時間がかかることもありますが、共感を繰り返していくと、くすぶっていた火は再び燃え盛るのです。

深い対話をしようとするのなら、まず徹底的に感情を共有してクライアントのネガティブな気持ちを受け止め、それを全力で支持してください。消え入りそうな火を手で囲うのと同じです。次に、消えそうだった火が勢いを取り戻すのを待つように、辛抱強く相手の心が安定するように共感を続けます。ここで大切なのはあせらないことです。火の勢いが十分でないのに、息を吹きかけても消えてしまうだけです。

安易な励ましや安っぽい人生論は必要ありません。ただ、相手の心に寄り添い、支持するのです。それだけで、時が来れば対話の相手は希望の火を再び力強く燃やしはじめます。そして、相手の心が十分に力を回復したことが確認できたとき、プラスの言葉を慎重にかけ、希望の火をさらに勢いづかせる努力もします。

あわてずあせらず、少しずつ薪《まき》をくべていくような感じで、その人が得意なこと、自分で気づいていない長所をそれとなく伝えていきます。大切なのは、問題の核心には無理に触れないということです。仕事に行きづまっている人に、「仕事はどんなものでもつらいもんだよ」などと言ってみたところで、たいてい逆効果です。そんなことは言われなくても、本人がわかっているからです。

そうではなく、問題の核心から離れたところで「その腕時計、素敵ですね」と褒《ほ》めたり、「そのやさしさに救われた同僚も多いんじゃないですか」と良い面を指摘したり、「人一倍がんばってきたではありませんか」と本人が重要視していない事実を評価しながら、問題の外側から暖かく支持するようにするのです。

シャワーのようにプラスイメージの言葉をかけていくと、狭くなっていた心の視野が広がり、心の問題を相対的に小さくすることができます。まずはネガティブな精神状態から本来の自分の状態に戻ってもらうことが大事なのです。その結果ポジティブな状態に向かっていけば、その対話は成功したといえるでしょう。

「無償の愛」という言葉があります。幼い子どもに向ける母親の行動がそうです。子どもが転んだとき、母親は一目散に駆け寄り抱き起こします。そして、子どもの痛みをわがことのように共有します。「痛いね痛いね、痛かったね」。そのうえで、「○○ちゃんは強いから大丈夫、強いから大丈夫、痛いの痛いの飛んでいけ」などとプラスの言葉をかけて、なだめます。これは、「ネガティブ感情→安定した感情→ポジティブ感情」という感情変化を上手に導いている精神対話の一種のようなものです。

心の痛みを取り去る方法は、子どもも大人も変わりません。相手が感じている苦痛を「つらいね」「痛いね」などとわがことのように共有し、問題とは異なる視点から相手の良さを支持し、笑顔が戻るのを待ちます。精神対話士が目指す対話は、このような母親に見られる「無償の愛」のような対話なのです。

友だちや同僚などの場合、対話する相手の心の中にあるはずの希望の火がどれくらいの勢いで燃えているかを想像し、そっと手で囲うような接し方をしてあげることは、誰にでもできるでしょう。その火を敬意を持って大切に守ってあげて、そしてプラスの言葉をかけてあげる。それだけで元気を取り戻せるのです。

こんな精神対話士がいました。彼女は、原因不明のひどい頭痛に悩むクライアントに会うため、入院先の病院を訪れました。四十代の専業主婦。ベッドの上で半身を起こすこともできない状態で、ほとんど話ができません。しかし、精神対話士が共感に努めていると、ぽつりぽつりと姑や子どもの悩みを話しはじめました。精神対話士は信頼感の芽生えを感じました。さらに共感を続けていくと、クライアントは頭痛がはじまったきっかけが、夫に言われた「くだらないことで悩むな」のひと言だったと語りはじめ、夫に対する愛情と憎しみの複雑な感情を吐露するようになりました。

そのときです。クライアントが、「私の夫についてどう思うか」と尋ねてきました。精神対話士は、クライアントの心理状態が話すことで安定してきたことを確信していたので、「○○さんは家庭のために、子どものために自分を犠牲にしてよくがんばっていらっしゃいますね」と、問題の核心を避けて彼女の良さを支持しました。

それから彼女は身体を起こして心に溜まっていた思いを精神対話士にぶつけてきました。その結果、「先生ありがとう。先生も頑張って」と、最後は力強く握手までしてくれました。無償の共感とプラス評価で、信頼感は増し、そして希望は育ちはじめるのです。

06

話し相手の斜め前か、思い切って横に座る

精神対話士は、クライアントの要請に応じて、指定された場所に赴《おもむ》きます。自宅の場合もあれば、喫茶店や公園の場合もあります。

ただ、対話をはじめるとき、相手の正面に座らないことを心がけます。正面は心理学的にいうと「対立の空間」と考えられており、お互いに相手からの威圧感を感じるからです。**なるべく相手の正面から九〇度脇の位置に座るようにします。**四人がけのテーブルであれば、互い違いの位置に腰掛けるようにします。

正面に座らざるをえない場合は、なるべく相手の真正面を避けて位置をずらしたり、身体を斜《はす》に構えたりして視線が正面からまともにぶつからないように気をつけます。そうするといつもより親密な雰囲気が生まれやすくなるのです。

ビジネスでは相手の真向かいに座るケースが多くなりますが、工夫して座る体勢を少し変えるだけで、話がずっと進むようになるものです。ただし、心地良い距離というのは、

話の内容や話し相手によって異なるので、相手の表情を見ながら近すぎず遠すぎずのベストポジションを探ってみてください。一般的には、一・二メートルくらいの距離が良いといわれています。

もし、相手の斜めに座れないのであれば、並んで座るのも一つの方法でしょう。状況にもよると思いますが、よほど不自然な印象がなければ、「隣に座ってもよろしいですか」と相手の許可を求めれば問題ないはずです。このひと言は相手の尊厳を認めることになるので、相手が断ることはあまりないでしょう。

ただし横に腰掛けた場合、あまり近すぎないようにします。適度な距離を置いて、膝を向け、耳を傾けるようにしてください。

並んで話をするというのは、意外にも最高のシチュエーションであることを知っておきましょう。机を並べている隣の同僚と気の合った話ができるのも、クルマを運転しながら、助手席の相手と話をすると話題が弾むのも、そこがベストポジションだからです。

自分の悩みやグチを聴いてもらいたいときは、カウンターに腰掛けて話をするのがいいでしょう。話しづらいことでも相手と目を合わせることなく話せますし、会話に間が空いても、その沈黙が重圧と感じられないですむからです。

07

おおらかな気分で話を聴く

テレビ慣れしていない芸人や一般人が画面に登場してきたとき、見ているこちらのほうが息苦しくなることはありませんか。

緊張は伝播《でんぱ》するのです。

対話するときも、聴き手が緊張していたら、話し手も緊張してしまいます。精神対話士も、初めての相手と対面するとなれば緊張してしまうものです。そこで、せめて緊張していることが表情に出ないように努めます。

まず顔の表情や姿勢は、なるべくゆったりと構えるようにします。とくに、緊張は手に現れやすく、震えたり汗をかいたりするものです。なるべく相手に見えないところに置きます。足を組むのは自分が緊張している証拠です。また、足組みのポーズは相手に拒絶している印象を与えてしまいます。足は組まないことです。

精神対話士の中には、何も話しかけなくても相手から問題の核心を語り出させてしまう人もいます。こんな神業《かみわざ》のようなことができるのは、「この人なら、どんな話をしても大丈夫だ」と思わせるおおらかな雰囲気が身体全体から出ているからです。そんな雰囲気は、相手をリラックスさせて、「話してみたい」という気分にさせます。

たとえば、小学校にいたやさしい先生、そんな人たちを思い出してください。近所や親戚にいた「何でも話せる」叔父さん、信頼できる先輩、そんな人たちを思い出してください。共通した表情があります。**どんな話でも嫌な顔ひとつせずに受け入れてくれるような、とても穏やかな雰囲気があったのではないでしょうか**。そんな空気が自然に出るようになったら、放っておいても人が話しかけてきます。心の通い合う対話をどこでもはじめられるようになるでしょう。

夫婦の会話、親子の会話、上司との会話、あるいは顧客との会話でも、親密な空気が生まれ、信頼してホンネを打ち明けることも可能になります。日々、自宅を出る前に鏡の前で穏やかな表情をつくる練習をしましょう。たとえば、口角を少し上に上げて微笑《ほほえ》む一歩手前の表情、かわいい犬や猫などのペットに接するときのような愛情あふれる目線、深呼吸してひと息抜いたときのようなゆったりとした姿勢……どういう態度が相手に安心感を与えるのか、自分自身で研究するのです。

そんな努力を重ねることで、多くの人が「この人に話を聴いてもらいたい」と思える雰囲気をいつでも作れるようになります。

08

話し手の不安を解消して、「共感」を呼ぶ相づちの打ち方

電話をしているときに、ときどき相手の反応が聞こえてこなくなることがあります。そんなとき私たちは、電話の向こうの相手がはたして「自分の話をちゃんと聴いてくれているのかな」とか、あるいは、自分の言ったことに対して相手が「怒っているのではないかしら」などと不安になるものです。

電話の会話でも、目の前の相手との対話でも、「私はあなたの話を聴いています」というリアクションを示す必要があります。それが「相づち」です。

相づちは、話し手の気持ちを支えるものなのです。良い相づちは、話し手の不安をぬぐい去り、話を続ける気持ちを支えてくれます。

深い対話で重要なのは、「理解」より「共感」だと前に述べました。相づちは、この共感を生み出してくれます。たとえ相手の話していることが十分に理解できなくても、良い相づちを打てば、「私はあなたの話をしっかりと聴いていますよ」というメッセージを送

れます。話し手は、聴き手のそんな真剣な傾聴の姿勢に好感を持つものです。

学校の先生を思い出してもらえば合点できるでしょう。先生が授業中に怒るのは、教えた内容が理解できないというときより、生徒たちがおしゃべりしていて自分の話を聴いていないときです。傾聴する姿勢が見えれば、自分の話に理解が得られなくても不快に思う先生はそれほどいません。

では、共感を呼ぶ相づちとはどのようなものでしょうか。

精神対話士は、次のように、相づちを工夫しています。

「あー、そう考えたんですね」

「それで、どうしたんですか」

「それは大変でしたね、その後は……」

「それは……ひどいですね」

「まったくですね……それで……」

「うん、うん、そんなことが……」

「そうか……だから……」

「いや……すごいですね……」

「うわー……驚きました」

「そんなことって……あるんですか」

などです。

私たちの普段の会話でも、相づちのバリエーションを少しでも多く心得ておくと、話し手に対する信頼が芽生え、心が通い合う対話に入ることができます。

また、良い相づちは、相手の話す内容に関して、聴き手側に知識がない場合でも、うまく対話を深めていくことができるのです。

たとえば、

話し手「先日、検査をしたら糖尿病ということがわかったんです」

聴き手「えー、それは……」

話し手「いやー、参りましたよ。糖尿病はいろいろな病気を引き起こしますからね」

聴き手「そうですか……心配ですね……それで医者は？」

話し手「医者には食事制限するように言われたんですけど、甘いものが大好きなもんですから、これからは控えないといけませんね」

聴き手「そうだったんですか……それはつらいですね」

話し手「実は、お酒も好きなんです。生きている楽しみがなくなってしまったようなもんですよ」

聴き手「そうですよね……でも、大病になる前にわかって良かったじゃないですか」

話し手「まぁ、そう考えれば救われますけどね……」

といった具合です。

聴き手は普通に会話しているようでいて、実質的には「そうですか」「そうだったんですか」「そうですよね」と相づちを打っているだけです。

良い相づちを打てば、話し手のほうで話を深めていってくれるのです。話し手からすれば、**良い相づちを打たれると、心に溜まっていた不安や不満などの感情をスムーズに吐き出せるようになります。**これで話し手の気持ちは十分に浄化されます。

もし、友人から失敗談などを聴く機会があれば、

「うわぁ、本当？」

「それは、大変だったね」

「そうだったんだ」

などと良い相づちを多く打ってあげましょう。

時間があれば、話し手は喜んで詳しい話をするとともに、そのとき何を感じどう思ったかを語り出してくれるでしょう。話すだけ話せば気持ちがスッキリして、「話を聴いてくれてありがとう」と感謝されることでしょう。

09

「安易な理解」を示すと、話し手の信頼を失う

相づちは話し手からの信頼を高めます。積極的に打つようにしてください。しかし、一つだけ注意しなくてはならないことがあります。

「なるほど！」

「それ、わかる」

「そうですよね！」

などの相づちは、なるべく安易に打たないことです。

というのは、**こうした相手の話の内容に理解を示す相づちは、打ち方によっては相手の気分を損《そこ》ねることがあるからです。**話の途中で「わかった、こういうことでしょう」と先回りされると、話し手は自分の話を十分に聴いてもらったという満足感を得られなくなってしまいます。

とくに、深い思いを相手が語っているときに「わかる、わかる、なるほどね！」などと

連発されると、話しているほうは「この人は本当にわかっているのだろうか」という不信感や「そんなに簡単にわかってもらってたまるか」という反発心を感じるものです。

話し手が大切な話をしているときは、安易に理解を示すよりも、「そこのところをもっと詳しく」などと質問するほうがいいでしょう。そのほうが、傾聴の姿勢を示すことができ、話し手の気持ちを満足させることができます。

たとえば、洗濯をしようかどうか迷っている妻に、

「今日は午後から雨が降るよ」

と教えてあげた夫のひと言に、

「あっそう」

と相づちを打ったのでは、夫側には不満が残ります。

なぜなら「雨が降る」というメッセージには、「妻に大変な思いをしてほしくない」という夫としての思いやりが込められているからです。だから、妻の返事としては、

「あっそうなんだ。もう少しで洗濯をしそうだったわ。教えてくれてありがとう」

と言うのが正解です。これで夫の気持ちを受け止めることができます。

言葉の裏側に潜む話し手の気持ちをいかに受け止めるか。これは対話だけではなく、人間関係を良くするうえでも必要不可欠な態度なのです。

ビジネスシーンでも、お客さんの話に無理に合わせるより、「差し支えなければ、もう少し詳しく話していただけますか」

「それで、どうなったんですか？」

「それは、こういうことなんですか？」

と素直に質問したほうが、相手は「私の話を真剣に聴いてくれている」と、好感を持ってくれるでしょう。安易な理解は「うすっぺらい」と思われるだけです。

職場で部下や後輩の報告を聴いて、「わかった」のひと言ですましてしまったことはないでしょうか。子どもが一生懸命に話しかけているのに、「わかったから、あっちに行っていなさい」と言ったことはありませんか。

話の内容を理解しても、相手の気持ちはわかっていなかったということは、往々にしてあるものです。今までの会話のなかで、相手の話を理解しているのに、相手の感情を害してしまったというときのことを思い出してみてください。その多くは、言葉の意味は受け止めていても言葉の裏側にある気持ちを受け止めきれていなかった、ということに原因があるのではないでしょうか。

メッセージが他人から発せられたとき、そこには意味と感情のセットがあると思うようにしてください。

10

「早急な助言」は、話し手の反発を招く

安易な理解が相手の不信感を招きやすいように、「早急な助言」も相手の反発を招きやすいものです。

たとえば、職場で「この仕事がうまくいかないんだよ」と同僚に相談されたとします。そのとき、相談されたほうが「それはこうすればいいんだよ」と早急な助言をすると、親切心で言ったのにもかかわらず相手は「能力が低いと思われた」と気分を害したりすることもあるのです。

このコミュニケーションの齟齬《そご》は、聴き手が相手の言葉の裏側にある感情をしっかり受け止めきれていないことによって発生します。「この仕事がうまくいかないんだよ」という同僚の言葉には、「解決方法を教えてほしい」というメッセージと一緒に、「このつらさをわかってくれよ」という感情も含まれているのです。

だから、

「そうか大変だな。あの上司は仕事に厳しいからな……たとえば、こんなふうに作業をしてみたら……」

という返事をすれば、相手は「そうだね、ありがとう」となるでしょう。

また、「共感」と「同感」を混同してしまって、感情のすれ違いを起こしてしまうこともよくあるので注意してください。

「うちの子ども、学校の成績が悪くて……」

とグチをこぼすクラスメートのお母さんに対して、

「わかるわ、うちもそうだから。でも、成績とか学歴なんて関係ないわよ、大切なのは人間性なんだから」

などと一方的に返事をしてしまうと、相手の心に満たされない気持ちを生じさせます。

これは共感ではなく単に「同感」しているだけなのです。「同感」では対話ができません。**相手の立場に立って、相手の気持ちを想像し、一緒につらさや楽しさを共有することが重要なのです**。一つの感情を互いに同じ視線で見つめる作業を通して、心と心が通い合う対話が築かれるのです。

たとえ話し手が抱える問題が、自分が抱える問題と同じでも、その問題に対する感じ方は人それぞれ違うと心得ておくべきです。子どもの成績が悪くても、あまり悩まない親もいれば、深刻に悩む親もいます。

どちらが良いか悪いかという問題ではなく、どんな問題であれ、話し手が深刻に悩んでいるのであれば、まずその気持ちを個別の感情として受け止めるのが、聴き手に求められる役割です。その役割を演じてあげれば、相手は「話して良かった」と思います。

対話をするのが目的であれば、まず共感することです。

先ほどの例なら、

「そうよね、子どもの成績が悪いと落ち込むわよね……」

と共感していけば、相手は自分の思いや考えを述べたあとに、「学校の成績ばかりで、すべてが決まるわけでもないしね」と思うようになることも少なくありません。

対話をすれば、話し手は問題を話すことで自分を客観視できるようになります。そうなれば、結論を聴き手が言わなくても、話し手自らが良い結論に向かっていけるようになるのです。聴き手が助言することなく問題が解決できるので、コミュニケーションの齟齬は生まれません。対話の利点の一つです。

11

「オウム返し」の相づちで、話題の核心に迫っていく

次のような場面を想像してみてください。あなたは、上司もしくは近所の知人と喫茶店でコーヒーを飲んでいます。一通り世間話が終わったあとで相手がいきなり、「じつはうちの息子がひきこもりになってしまって困っているんだ」と切り出してきたら、どのような言葉を返すでしょうか。

知っているあいまいな知識を語り出すのでしょうか。あまりに重い話題なので、思わず身を引いてしまうでしょうか。

しかし、相手がそんなデリケートな話をしてきたのは、「この人なら話せる」と思ったからなのかもしれません。でも、相手が特別に親しい友人というわけでもないので、「すぐに精神科かカウンセラーのところに連れていけよ」とも言えません。

おそらく、「そうですか……」という相づちだけで終わってしまうのではないでしょうか。あるいは「いつからですか?」という質問をするのが精一杯のところだと思います。

こんな場面で効果的な相づちがあります。「オウム返しの相づち」と呼ばれるものです。**自分の意見や考えを表明しなくても、相手の話を自然に促すことができます。**返事に窮したときには有効です。

具体的には、相手が言った言葉を復唱するだけです。先ほどの例なら、

「ひきこもりですか……」

とオウム返しすれば、話し手は、

「そうなんですよ。じつは三年前から……」

と話を進めてくれるでしょう。

もっと相手の気持ちを受け止める心の余裕があれば、

「ひきこもりですか……大変ですね……うーん、ひきこもりですか」

などと、何度も復唱して相手の言葉と感情を真剣に受け止めようとする気持ちを見せれば、相手はもっと深い話をしてくれます。

聴き手が引き続き、「どうぞ、もう少し詳しく話をしてください」というメッセージを身体全体で発し続ければ、やがて深い対話モードに入っていくでしょう。

オウム返しの相づちには、話し手の背中を軽く押すような効果があります。相手が「こんなことを話してもいいのかな」と躊躇《ちゅうちょ》しているときや、「話を続けてもいいのかな」と

とまどっている様子が見受けられたら、相手の言葉を積極的に復唱しましょう。「どうぞ、続けてください」というメッセージを伝えられます。

ビジネスシーンで顧客が、

「経費が……」

と言いよどんでいるのなら、

「経費が……」

とオウム返しをすれば、相手は経費についてもっと深く語りはじめるでしょう。

また、話し手がいろいろな話題を一度に話してしまい、どの話を深めていこうかと迷っているようなら、どれか一つのキーワードを聴き手が繰り返せば、話し手はそのキーワードに合わせて話を絞り込めるようになります。

もっといえば、聴き手に知りたいことがあるとき、それに関するキーワードだけ復唱していけば、相手はそのことについてだけ深く話すようになります。

また、反復したあとに関連する質問をシンプルにすると、対話が先に進みやすくなります。たとえば、

「うちの会社は、今、拡大路線をとろうとしているんですよ」

「拡大路線ですか、それはすごい。新しい事業でもはじめられるのですか？」

「そうなんですよ。じつは来年度から……」

あるいは、

「桜がきれいに咲いていますね」

「きれいですね。でも、今度の週末は雨が降るって聞いたんですけど、本当ですかね」

「そうそう、この間、テレビの天気予報で言っていましたね。だから、うちは……」

という感じです。

関連する質問を連鎖的にしていくと相手が楽に話題を広げていけるようになります。

ただし、あまりやりすぎると誘導尋問のようになって、話し手は対話による満足感を得られなくなることもあるので、さじ加減が必要です。

12

「キーワード」をさりげなく復唱する

相手の言葉を復唱する相づちには、二つのポイントがあります。「言葉選び」と「タイミング」です。

たとえば、近所の奥さんが夫婦関係について、

「じつは……夫とあまりうまくいっていないんだ……この間も朝まで帰ってこなくて……」

と切り出したとします。ここで、

「そうなんだ」

と単純に相づちを打っただけでは、それを受ける話し手としては話をさらに続けようとはあまり思わないでしょう。テーマが重いので、話したいけど、話しづらいのです。そこの心境を理解して、聴き手が、

「そうなんだ……うまくいっていないんだ」

と、キーワードをやさしく復唱すれば相手は話を続けたくなるのです。

注意したいのは、復唱するのは、「うまくいっていない」というキーワードだということです。「朝まで帰ってこなかった」という言葉ではありません。近所の奥さんの心の重荷になっているのは、夫婦仲がうまくいっていないということなので、それに対して焦点を当てるべきなので、「朝まで」はキーワードではありません。

また、似ている言葉でも言葉を勝手に言い換えて復唱するのはやめましょう。

たとえば、

「涙が出た」

と話し手が言っているのに、

「悲しかったんですね」

と返すと、相手は「そんな単純な感情じゃないんだ」と不快感を覚えるかもしれません。

「母親の介護をもっとちゃんとやっておけばと思うと、残念で仕方ない」と言っている相手に、「後悔しているんですね」と返すと、話し手によっては反発を感じるかもしれません。「残念」という言葉と「後悔」という言葉のニュアンスは違います。そんな微妙なずれ違いが、復唱する言葉を言い換えると生じることがあるのです。

とくに、**つらい体験やデリケートな話題のときは、微妙なニュアンスの違いも気になるもので、言葉の意味を明確にしたいとき以外は、素直にキーワードを復唱するようにしま**

しょう。

それから、相手の言った言葉を繰り返して復唱ばかりしていると、ときには相手がバカにされたという印象を持つことがあります。さりげなく話を促す程度の復唱がほど良いようです。

ただし、相手が話の核心に触れるような話題を切り出したときは、意識的に復唱するようにしましょう。いろいろな話をしてきた中で、

「じつは……彼とあまりうまくいっていないんだ……」

と切り出せば、そこが復唱する最大のポイントになります。

というのは、重い話は誰だって話しづらいものだからです。その重い話を相手がしようとしたのは、あなたなら聴いてくれると思ったからに違いありません。そのとき、やさしく話を促す配慮があれば、話し手はかなり勇気づけられることでしょう。

逆に、

「うまくいってないの？」

などと、相づちではなく質問で返してしまうと、なんだか責めているような印象を持ったメッセージになってしまいます。

相手は「そんなこともないんだけど」と取り繕ってしまうかもしれません。こうなると、

そのあと本心が語られることはまずありません。

話し手が少しトーンを変えて「じつは……」というような話をしてきたら、素直にキーワードのみやさしく復唱するようにしましょう。「うまくいっていないんだ」とやさしく復唱してあげれば、相手はそれだけでわかってくれた気持ちになり、話しやすくなるはずです。

13

相手の隠している感情を代弁してあげる

「喜怒哀楽」という言葉があるように、人は感情を表現できる生き物です。それに、心に抱いた感情はなるべく言葉にするか表情に出したほうがストレスが溜まりません。豊かな感情表現ができるからこそ、表現できないときに苦しさを覚えるのです。

職場において、上司の心ないひと言で傷ついてつらいのは、傷ついたということ以上に、怒りや悲しみを明確に表現できないからです。

社会に出ると、感情表現がなかなかできなくなります。

「苦しかった」

「うれしかった」

「大変だった」

「楽しかった」

「悲しかった」

「悔しかった」

そんな感情を心に抱いても、ほとんど表現しなくなり、これがストレスの原因になってしまいます。感情は溜め込みすぎると心の問題に発展しやすくなります。とくに、強いマイナス感情を抱えると、健全な精神活動に支障をきたすことがあります。

かつてのサラリーマンは同僚たちと一緒に酒を飲み、グチを言い合って、溜まった感情を発散していました。かつて街の路地裏のあちこちで主婦たちが井戸端会議をしている様子が見られました。でも、今は、そんな機会が減っています。無用な摩擦を避けるために、必要以上のコミュニケーションをとろうとしなくなっているのです。しかし、それが逆に心に溜め込んだストレスを発散する場を失う結果になっています。

対話が大切なのは、溜まった感情を表に出せる場となるからです。

良い聴き手というのは、こういった溜め込んだ感情を上手に表に出してあげられる人です。

たとえば、

「昨日は徹夜して、この報告書を書き上げたんですよ……」

同僚や部下が、こんなことを言ってきたら、

「そうなんだ」

のひと言ですませるのでなく、

「こんな仕事を徹夜してやるなんて、能力がないな」

「そんな仕事、わざわざ徹夜してやるようなものかよ」

と自分の考えを述べる前に、相手の言葉の裏側にある気持ちを受け止めてあげることです。


「大変だったね」

「つらかっただろう」

「よく頑張ったね」

という共感の言葉をまず発することです。そうしたワンクッションをはさむことで、相手は「そうなんだよ、聴いてくれよ」と深い思いを語りはじめます。

また、相手が思いを一通り語ったあとに、聴き手が相手に敬意を払う言葉をかければ、疲れた相手の気持ちを回復させることができます。

たとえば、

「それは大変だったね。キミの仕事に対する責任感には敬服するよ」

と言えば、相手は、「やって良かった」とか「またがんばろう」などと思えるものなのです。

もし、どうしても相手に自分の意見を言いたいのであれば、相手の気持ちを受け止めて敬意を表したあとに、

「次は終電までに終わらせてみよう」

などと伝えればいいのです。

「仕事が遅い！」などと言いたいことがあってもグッと飲み込んで、まず言葉の裏側にある相手の感情に反応するようにしてみましょう。

部下の指導が上手な上司は、たいてい部下の気持ちを受け止め掌握している人です。だから、無理をさせても不満が出ないのです。これは、家庭内の人間関係や友人関係でも同じです。人は自分の気持ちを受け止めてくれる人のためなら、少しぐらいの犠牲は払ってもいいと考えるものです。

14

相手の言葉を丸ごと受け止めてあげる

精神対話士も日々、クライアントの心に溜まった感情を少しでも外に出してもらおうと努力していますが、ときに相手から厳しい言葉を投げかけられることもあります。

ある精神対話士は、うつ病の患者さんと対話することになったのですが、開口一番「何しに来たんだ」と怒鳴《どな》られました。依頼主は奥様。だから、ご本人は対話したい気分ではなかったようです。ご主人は苦しそうな表情を浮かべ、「オレの病気が話をするくらいで治るならもっと早く治ってるよ」と最初に厳しい言葉をいただきました。

精神対話士はクライアントの言うことに決して反論しません。どんな言葉でも丸ごと受け止めます。言葉の意味そのものよりも、その言葉を選んだ心の動きに注目するのです。

「そうですか……そうお思いになるんですね……」

と言って言葉を切り、しばらく沈黙して相手の言葉について深く考えながら、その様子をクライアントの方に見ていただくようにします。

不快感は消えなくても、「この人は真剣に私のことを考えようとしている」と思ってもらえます。そして、

「……どうして、そうお思いになるのか、よろしかったらお話しいただけませんか……とてもイライラするというお気持ちなんですか……」

などと質問して、対話をはじめるきっかけを探ります。

このあたりの対応は、その場の雰囲気とクライアントの心理状態、そして精神対話士の人間性などによって異なってきますが、傾聴の姿勢を見せながら、相手の感情を代わりに表現しようと努めていけば、相手の気持ちを少しずつ変えられることができます。

相手の言葉の裏側にある感情を必死に受け止めていけば、罵声《ばせい》を浴びせ続けながらも「こいつは俺の話を深く聴いてくれるかもしれない」と思いはじめてくれることも少なくありません。

また、ときには精神対話士を心理的に傷つけようとするクライアントもいます。

そんなときも言葉の裏側にある気持ちを受け止め、「その言葉を聴いて、とても悲しい気持ちになりました」と素直に伝えていくようにします。相手の意図がこちらに届いたことを伝えられるからです。クライアントはそのひと言を聴いて、「この人に語れば、私の思いは通じるかもしれない」と思ってくれるようになります。たいてい、最初から相手を

傷つけるような言葉を投げかけてくる方に対しては、聴き手がその言葉を丸ごと受容して、自分がどう感じたかを素直に表現すれば、相手の言動を変わるものです。

対話を深める重要な点は、相手の感情や意図を正確に受け止め、その思いを聴き手が自分の心を通して表現することなのです。相手がつらそうなら、聴き手が「つらそうですね」と代弁する。相手がわざと傷つける言葉を投げかければ、「その言葉を聴いて悲しくなりました」と表現すればいいのです。

対話していて、無理に溜め込んだマイナス感情があるなと感じたら、

「つらかったですね」

「大変でしたね」

「必死に耐えたんですね」

と共感の言葉を相づちを打つように言いましょう。そこが突破口になって話し手の感情が一気に表出してくることが多々あります。

感情を一通り噴出させれば、その後は一転して冷静になり落ち着いて対話できることも少なくありません。先に紹介したうつ病のクライアントの方は、二回目以降の対話からは非常に落ち着いた雰囲気で対話が進みました。どんなことを言われても最後まで話を聴き、言葉の裏側にある感情を受け止めたことで信頼を得たのです。

このような対話は、たとえばビジネスシーンならクレーム対応などに応用できます。顧客がサービスなどについて立腹しているのなら、言い訳せずに一度しっかりその気持ちを受け止め、

「○○ということについて、ご立腹されていらっしゃるのですね」

「○○ということがあって、○○というお気持ちを抱かれたんですね」

などと感情をなるべくていねいに代弁するのです。そして、相手に十二分に感情表現していただきます。一通り言葉が出尽くし、聴き手がその言葉の裏側にある感情を受け止められれば、あとは落ち着いた話ができるはずです。

普段、何気なくやり過ごしている会話の中にも、相手の隠れた感情を代弁する機会がたくさんあります。見逃さないように、ちょっとだけ注意してみてください。

友人が「結婚するかもしれない」と言ったら「そりゃ、よかったね!」と飾り気なく共感し、上司が「あいつには本当に困った」と不満を口にしていたら、「それはよく怒り出さず我慢されましたね」と素直に隠れた感情を代弁すればいいのです。それができれば、あなたは「あの人と話すと気分が晴れる」という評価を得られるでしょう。

15

答えにくい質問には安易に答えない

対話の最中に、話し相手から答えにくい質問をされることがあります。

たとえば「どうすれば、営業成績が良くなるのか?」「うちの子どもの素行が良くなる方法はないかしら」というような、個別のケースに関わる質問がそうです。「気にするな」「そのうち良くなる」などという気休めは言うことはできても、正しい答えは専門家でないので簡単には答えられません。

私たち精神対話士も、心に問題を抱えたクライアントの方たちから「私はこれからどうするべきなのでしょうか」という質問を頻繁に受けますが、明確な助言はしません。精神対話士はあくまでも対話を通して本人の気力を引き出すことが目的であり、直接的に治療したり指導することはないからです。

それに、「どうすれば良いか」という質問は、専門家でも回答しにくい質問です。こういう答えにくい質問の裏には、たいてい質問者の漠然とした不安が隠れています。「どうすれば良いか」と質問しているものの、実は「このつらさをわかってほしい」と訴えていることが多いのです。

精神対話士の場合は、素直に、

「……むずかしいですね」

「一緒に考えていきましょう」

「そうですね……」

などと答えて、一緒に考えていこうと提案をします。

場合によっては、

「いつ頃から成績の伸びが悪くなったんですか」

「以前は、成績が良かったわけですよね」

などと、逆に質問を返します。

すると、相手は「そうですね、一年くらい前は……」と再び自分の心に向き合って語り出してくれます。

精神対話の場合、その人本人が持つ能力を信じて、対話によってその力を導き出すことに主眼をおきます。ついつい、悩み相談を受けたり助言を求められたりすると、「こうすればいいんだよ」とスパッと言いたくなりますが、安易なアドバイスは相手を混乱させるだけです。

答えにくい質問には安易に答えない。これが、この項でいいたいことです。無理に頭をひねってアドバイスをする必要はどこにもありません。そんなことをするより、相手に「もっと詳しいことを教えて」と質問で返して、不安の輪郭をはっきりさせたほうが効果的です。漠然とした不安が明確な不安になり、本人自らが解決策を見出すことが少なくないからです。

16

「身を差し入れ」て聴くことで、相手を孤独感から救う

悩みのつらさというのは、抱える問題の大きさというより、自分が感じる孤独感に比例するといっていいでしょう。

職場でイライラしている上司は、プロジェクトがうまくいっていないことが悩みのタネかもしれませんが、彼を不快にさせている元凶は孤独感です。

「この計画が予定通り進まなかったらどうしよう」

↓

「失敗すれば評価が下がる」

↓

「この会社で居場所がなくなるかもしれない」

と思うから、つらくなるのです。

したがって、この上司のイライラを解消するには、

「このプロジェクトは、何が何でも成功するように全力を尽くします」

などと、彼の孤独感を解消してあげられるようなひと言を伝えればいいのです。上司の孤独感を解消する言葉があれば、上司は救われた気分になります。

私たち精神対話士が数々の対話を通して学んだことは、悩みの正体は孤独感だということです。

「仕事がうまくいかない」

「生きるのに自信が持てない」

「夫婦関係がうまくいかなくなった」

そんな不安も、多くは孤独感から生まれてきます。

対話の大きなメリットは、相手の孤独感を解消できるということです。実際に会って相手の話に傾聴し共感することで、孤独感を軽減させることが可能です。

精神対話士の経験を踏まえていうなら、単純に「がんばれよ」と励ますよりも、

「一緒にいますよ」

「あなたの味方ですよ」

「キミは良いものを持っているから、できるまで見守っているよ」

などと語りかけ、孤独感を少しずつ減らしていったほうが、最終的には悩みを早く解決

できるということです。

精神対話士の一人は、対話の効用は「身の差し入れ」という言葉で表現しています。大切な人を慰問《いもん》したいと思ったとき、昔の人は食べ物や飲み物を直接届けました。精神対話も、それと同じです。自分の身を差し出し直接会って、一緒に問題を考える。そうすることで、相手の孤独感を解消し、八方塞《はっぽうふさ》がりな状況を打破できることも多くあります。

精神対話士がほかのカウンセラーと異なるのは、まさにこの「身の差し入れ」という点です。私たちは依頼されれば、どこへでも行きます。「デリバリーの精神」です。台風が来ようとも事故があろうとも、ベストを尽くして約束した時間に会いに行く。その姿勢が相手の心を動かすことを多くの経験から知っています。

昨今、孤独感を訴えるクライアントが年齢を問わず多くなっています。携帯電話やEメールなどコミュニケーション手段はますますふえていますが、かえって会う機会が減り、孤独感を増長させているのだと思います。手の届く距離で見つめ合い、互いの存在を認める。恋人でも、夫婦でも、親子でも、友人でも、「私はあなたのそばにいて、話はなんでも聴いてあげる」という気持ちが伝わったとき、孤独感ははじめて解消されるのです。

もし、大切な人から電話やメールで悩みの相談をされたら、ぜひ直接会って話を聴いてあげてください。「身の差し入れ」の精神こそ、精神対話の基本中の基本です。

17

対話が「本心」を探り当てたとき、人の気持ちは一八〇度変わる

ある精神対話士は、親に暴力を振るう少年と対話することになりました。

少年はもともと温和な性格だったのですが、大学のサークルでイジメにあい、ひきこもりになってしまいました。「本当は学校に行かなければいけないのに……」と葛藤する毎日。しかし、両親は子どものそんな悩みに気づかず、「なんで、学校に行かないの」「しっかり勉強しなければ、良い仕事に就けない」などと説教し続けました。たまりかねた少年は、ある日、母親を殴ってしまいました。その様子を見てあわてた父親は警察へ通報。少年は保護観察処分となってしまいました。

家に戻ってきた少年は定期的に保護監察官や精神科医に会うことになりましたが、これが彼をいっそう苛立《いらだ》たせ、暴力をエスカレートさせる原因になりました。「自分は病気じゃない」と訴える本人。しかし、病院に行けば、「統合失調症の傾向がある」と決めつけられ、保護監察官のところに行けば、「まだ若いんだからもう一度学校に行きなさい」と

プレッシャーをかけられます。

誰一人として暴力にいたった理由について聴こうとしてくれなかったと、彼はあとになって精神対話士に話してくれました。医師からは「病気を見つけてやろう」という姿勢が見え、保護監察官からも「措置入院させよう」という意図が見え、彼は強い孤独感と不満を覚えたそうです。

「自分の考えを言おうと思っても、誰も何も聞き入れてくれない……」

そう思うと、彼は自分でも暴力が止められなくなりました。

そんな状況下、精神対話士との対話がはじまりました。母親が精神対話士の存在を新聞で知って派遣を要請したのです。

最初に会ったとき、彼の目は怒りに燃えていました。不信感のかたまりを身体全体で表現し、精神対話士をにらみつけ、宣戦布告をするようにこう言いました。

「俺は自殺をするつもりなんですよ。でも、一人で死にたくないからね。もう一人道連れにします。誰だと思いますか。父親ですよ」

自分が社会になじめないのは、家庭のあり方がいけないからで、こういう家庭を作ったのは父親だから殺してやる、そして自分も死ぬという論理でした。

彼は同じことをすでに保護監察官にも話していました。その返事は「殺人は重大な犯罪だ。絶対にいけない」と言うだけで、「そんな話じゃ納得できない」と彼は語っていました。

そして、精神対話士にも、

「人を殺して、なぜいけないのか」

と尋ねてきました。

精神対話士はこう答えました。

「君が殺したいと思うのだったらそれは君の意思だから、本当に殺すか殺さないかということは別として、その気持ちはぜひ汲んであげたいと思う。できれば、どうしてそう思うようになったのか教えてほしい。やっぱりそれだけのつらさや苦しい気持ちがあったんだと思う。その気持ちを話してほしいし……それにしても、私は君が実際に父親を殺すとは思えない。殺せば周りの人が苦しんだり悲しんだりすることを君はちゃんとわかっていると思うんだけど……たぶん、君が殺したいと言うのは、自分がそれぐらい苦しめられているという気持ちの表れのような気がするんだけど……どうなのかな」

彼はしばらく黙ってから遠くを見つめ、涙をポロッと流しました。

「人を殺して、なぜいけないのか」という質問は、彼にとっては「踏み絵」みたいなものだったのでしょう。彼の複雑な気持ちをその質問に託し、その質問を丸ごと受け入れてくれる人を探していたのです。言葉の裏側にある本心を見ようとする精神対話士のリアクションが、彼の心の琴線に触れるところがあったのです。

彼の家庭内暴力は精神対話士との対話を重ねるたびに減っていきました。精神対話士は彼の話に耳を傾け、共感し、受容し、「君の思いはよくわかる」と支持しました。彼はとても正義感の強い性格だったのです。それがあまりに強いため、周囲から浮いた存在になりやすかっただけなのでした。

「君のことはよくわかる」

そのひと言を若い彼は渇望していました。

精神対話士と彼との対話の様子を見ていた家族は、やがて彼に対する誤解を解いていきました。彼も自分の考えを過激な表現ですることもなくなり、家族は彼の考えを最後まで聴くようになりました。精神科の医師も「統合失調症の傾向あり」という診断を撤回しました。

この対話から学べることがあるとすれば、本心というのは、ときに言葉や表現とは正反対のところにあるということです。暴力を振るってしまう人も、暴力は良くないとわかっていることが多いのです。でも、いけないとわかっていながらも暴力を振るってしまう気持ちを誰かが理解しなければ、その人はまた同じ過ちを繰り返してしまうのです。

なぜ私たちが対話の力を信じ日々実践しているかといえば、それは心の底にある「本心」

に耳を傾けるためです。**誘導尋問をするより、恫喝《どうかつ》して白状させるよりも、また催眠術にかけるよりも、心が通い合った対話のほうが相手の本当の気持ちに接することができます。**

日常的なコミュニケーションの中でも、「本心はきっと別なところにあるのかもしれない」ということを頭の片隅に置いておくだけでも、無用なトラブルを未然に防げるようになるでしょう。

たとえば、会社から帰宅したとき突然、妻が、

「どうして、あなたは子育てに協力してくれないの？」

と非難してきたとします。ついカッとなって、

「仕事でいつも疲れているんだよ」

と言い返してしまえば、ケンカになるだけです。しかし、「もしかして本心はきっと別なところにある」と考えられれば、

「昼間、何かあったのか？」

と質問を返せます。そこから対話がはじめられ、妻の本心を聴けるでしょう。

家庭や職場でも、話し相手の言葉や表面の感情だけではなく、その向こう側にあるもう一つの心の言葉や感情に目を向けてみてください。それだけで、コミュニケーション能力を数段上げることができるはずです。

18

話し相手に対して、思考フレームを一度はずす

人は初めての人と会うときには「先入観」を持ってしまうものです。

初対面であるのに「この人はやさしそうだ」「この人はガンコな人だ」「この人は荒っぽい性格に違いない」「きっと悪いことを考えている」「虫も殺せないおとなしいタイプだ」などと無意識に評価したり、あるいは「この人の血液型はA型だから……」とか「この人は関西の出身だから……」などと相手の性格を想像してしまうことがあります。

人の心というのは、無意識に他人を評価してしまうものなのです。知らず知らずのうちに自分の価値観で他人を勝手に評価しようとします。

先に紹介した少年は、まさにそういった他人の価値観を一方的に押しつけられて拒否反応を示したケースだといえます。彼から見れば、医師は「病気」を押しつけ、保護監察官は「犯罪者」を押しつけてきたように思えたのでしょう。

もちろん、医師らはそうすることが仕事であり役割なので非難することはできません。

ただ、コミュニケーションの原則として、自分が正しいと思っている価値観が、ときに意図せず相手の感情を封じ込めてしまうことがあると知っておくべきでしょう。

人はそれぞれ自分の思考の枠組み（フレーム）のようなものを持っています。日本で生まれ育った人は、他の国で生まれ育った人とは違ったものの感じ方や考え方をします。それは「思考フレーム」が異なるからです。育った環境や教育、親のしつけ、性別などを通して、人は物事を考える枠組みのような思考パターンを作っていきます。

そのフレームに収まらないことを見聞きすると、人は「でも」とか「しかし」とか「そうではなくて……」などと反論をしたくなったり、相手の考えを修正したいという衝動を覚えるものです。

この思考フレームが話し手との間に壁を作ります。自分の思考フレームの中に相手を勝手に当てはめ、「この人はお金持ちだ」「この人は病気だ」「この人は反社会的な考えを持っている」「この人は暴力的だ」などと決めつけてしまうと、他人と深いコミュニケーションをとることが不可能になります。

人と話をするとき、自分の思考フレームが勝手に動き出していないか注意してみましょう。前項の少年と出会った精神対話士は、彼の「人を殺したい」という非常識な考えに対してでも、自分の思考フレームをはずして、相手の思考フレームに飛び込みました。だからこそ、「本当は人を殺すことなんてしたくない」という本心を見つけることができたのです。

自分の思考フレームをはずして、先入観のない目で、相手の心を見てみましょう。「でも」「しかし」と言いたくなったら、その言葉を一度飲み込んで、とりあえず相手の話に傾聴してみてください。

19

相手の思考フレームがわかれば、上手なコミュニケーションが築ける

前項では、話し相手に対して「先入観を持つな」と述べました。そのためには自分の「思考フレーム」をいったんはずして相手を見ることが大事です。

しかし逆に、相手がどのような思考フレームを持っているかを把握することで、相手が見えてくることがあります。

コミュニケーションが苦手な若い人は、自分と思考フレームが似ている同年代の友人とはうまく付き合えることが多いのですが、少しでも価値観が違ってしまうと、コミュニケーションがとれなくなります。それは、自分の思考フレームをはずす余裕もなければ、他人の思考フレームをうまく把握することもできないからです。

人間関係とは、思考フレームの重ね合いなのです。適度に押したり引いたりしながら重ね合うことが大切なのです。

ビジネスや地域社会の付き合いでも、いろいろな考えの人と円滑な関係を築いていくに

は、相手の思考フレームをすばやく把握して、相手の思考フレームを尊重したコミュニケーションをすることです。

自分とは異なる他人の思考フレームを正確に知ることができれば、考え方が違ってもコミュニケーションがうまくとれます。たとえば、相手が礼節を重んじる思考フレームの持ち主なら、会うときは挨拶と言葉遣いをきちんとして服装にも気を遣ったほうがいいと判断できるでしょう。

自分の思考フレームをいったん取り払って、周りにいる人がどんな人なのか、素直な目で見てみてください。

ロジカルに思考する人、心地良い感情を優先する人、理想よりも現実的に物事を考える人など、いろいろな人がいるはずです。それが見えてくれば、自分の思考フレームとどう重ねていくのがいいのかがわかるようになります。また、あまりにも離れすぎていることがわかれば、「なるべく距離を置いて付き合おう」というような判断もくだせることになるのです。

20

話し手のホンネは、すべてを語り終えたあとに出てくる

家電量販店などを訪れたとき、一方的に商品の説明をされて、不快な気分になったことはないでしょうか。販売員が熱心なのはわかりますが、こちらが話す機会をまったく与えられないと「押し売りをされている」ような気分になってきます。

逆に、こちらの意見をきちんと聴いて、疑問点をわかりやすく説明してもらえると、客は販売員に対して好感を持ち「あなたのお勧めの商品を教えてください」といった気持ちになります。話をきちんと聴いてもらった相手に対しては信頼感が生まれるからです。

成績が優秀な営業担当者は、まず顧客の話を聴くことに専念するものです。そのほうが客の要望を的確につかめるだけでなく、客の気持ちをしっかりと受け止められるからです。人は心地良い思いをさせてくれた相手には「お返しがしたい」という気持ちになります。だから、お客さんが求めている商品や機能、予算などについてていねいに話を聴いてあげれば、「私の話をたくさん聴いてくれたので、この人から買ってあげたい」と思うのです。

顧客満足度を上げたければ、まずは話をじっくり聴いてあげることが大切です。

人は誰でも自分の言うことをじっくりと聴いてもらったうえで「自分を理解してほしい」と願っています。しかし現実は、自分の話を最後まで聴いてくれる人がなかなかいません。悩みを相談しても、「わかる、わかる、でも、くよくよ考えていても仕方ないのよ」と話を途中でさえぎられる場合が多いのではないでしょうか。

だから、いまの日本では、人の話を聴くことができる人は貴重なのです。「聴き上手」の回りには、自然に人が集まってきます。

「聴き上手」になりたいと思えば、次のことを守ってください。それは、話し相手が沈黙するまでその人の話を聴き、気持ちを受け入れ続けることです。相手の話がひと区切りついたと思っても、しばらく待ってみましょう。**沈黙しながらも、何か考えている表情なら、ゆったりとした表情で待つのです。多くの場合、ホンネや一番言いたいことは最後に出てきます。**

もし自分の考えを主張したければ、相手の話を十分に聴いたあとに、「あなたが話す番だよ」とか「何か話してほしい」という表情を相手が浮かべたときに話すようにすればいいのです。そのほうが、確実に思いが相手に伝わるものです。

21

「聴き上手」は三割しか話さない

じつは、重要な話や悩み話をしている人は、聴き手の考えを知りたいとは、あまり思っていません。気持ちに余裕がないからです。

ふつう、話し手が聴き手に質問して意見を求めるのは、知らないことを教えてほしい場合か、迷っていることを第三者に決めてほしい場合か、あるいは単に共感や敬意を求めている場合です。少なくとも相手の意見を取り入れて自分の考えを変えようということはあまりないと思っていいでしょう。

夫婦や恋人同士が買い物に出かけて、

「この靴とあっちの靴、どっちが私に似合うと思う?」

と、女性が男性に質問してきたら、それは意見を求めているというよりも、迷っている自分の気持ちに共感してほしいというサインだと思ったほうがいいでしょう。こうした場合は、自分の意見を述べるのではなく、

「迷っちゃうね」

「どちらも似合うと思うけど……」

と共感に重点を置いた答え方をするのがベターです。相手の気持ちを受け止められます。ファッションに一家言があるのなら別ですが、たいてい自分の意見を提示するよりも共感を示したほうが、人間関係が円滑になります。

そのうえで、相手の言葉や表情をよく吟味すると、本人がどちらをより気に入っているかがわかってきます。そこで本人が選びたがっているほうを指さして、

「そちらのほうがいいんじゃない」

と言ってあげるのがベストです。

「やっぱり、そう思うんだ」と、相手は同じ判断をしてくれた人に好意を持つでしょう。

会話は言葉のキャッチボールといいますが、これは精神対話には当てはまりません。ボールを投げ合うように話をすれば、自分が話すことと相手の話すことの割合は五分五分になります。しかし、精神対話では自分が話す時間は、全体の三割以下を目指しましょう。

昔から「話し上手は聴き上手」といいます。夫婦や恋人同士で話すときでも、同僚やご近所の方から相談を受けたときでも、**心が通い合う対話を自分から心がけるのであれば、まず自分は一歩下がって聴き役に徹して、自分の話す分量を抑えることです。**

22

精神対話士は、心を真っ白にして相手と向き合う

「すべての話を聴こう、すべての気持ちを受け止めよう」

対話が始まる前に、精神対話士はそのように心に決めます。

精神科医や臨床心理士は、診断や見立てなどの評価をするのが仕事です。これまで築かれてきた学問的な知識の中で、患者あるいはクライアントを社会復帰へ導こうとします。しかし、そこに診断や見立てという評価が介在する以上、どうしても共感の気持ちを持ちにくくなります。

精神科医や臨床心理士の中には、傾聴に重点を置いて活動されている方もたくさんいらっしゃるでしょうが、それでも最後は診断なり見立てという評価をしなければなりません。しかし、精神対話士は違います。ただただ、真心をもって傾聴して受容していきます。

わかりやすくいえば、真っ暗で冷たい「心の深海」にはまってしまった人に対して、精神科医や臨床心理士は何とか海面まで浮上させようと努力します。しかし、**精神対話士は**

一緒に沈んでいつまでもそばに寄り添うというイメージです。沈んだ心が浮上するのが望ましいことかもしれませんが、現代医学や最新の心理学をもってしても、人の心を簡単に変えることはできません。

どうやっても沈んでしまう心の持ち主がいれば、そばに寄り添い孤独感や不安を和らげる人がいれば心強いはずです。そばで共感する人がいれば絶望せず、何か変化が訪れることを待つことだってできます。そして、本人自らが自分の意志で立ち上がっていくことを支援します。

そういう人物が、現代人の周りにはいなくなったため、精神対話士という存在がますます重要な意味を持つようになってきたのです。

23

純粋に相手の言葉だけに耳を傾ける

うつ病を長く患う三十代の「ひきこもり」男性と三年以上対話してきた精神対話士は、最初は対話によって早く病気が良くなり、社会復帰ができればと思っていましたが、途中から考え方を変えました。

病状は一進一退が続いているのですが、クライアントの男性はいつも対話の日を楽しみにしていてくれ、応接間をきれいに掃除して、テーブルの上には話題にしたい本や新聞の切り抜きを用意してくれています。

そういう姿を見ているうちに、「治ったかどうかの判断は医師がすればいい。私は彼と話しているときは彼のことだけを考えよう」と思うようになりました。

その後からです。男性は、うつ病特有の気分が沈む期間が少しずつ短くなり、落ち込むことがあっても以前よりも早く立ち直れるようになっていったということです。

人はとかく他人を判断したがります。

とくに自分と違う考え方や行動をする相手に対しては、マイナスの判断をしてしまいがちです。「あの人は、仕事が遅い」「息子は反抗的だ」「あのご近所の方は神経質だ」……などと。ましてや、対話で何時間も時間を費やしていれば、自分のやっていることの成果を求めたくなるものです。それが、相手へのマイナスの判断となって現れてきます。

しかし、この判断こそがコミュニケーション障害を生み出します。**マイナスの判断は、自分の中に心の壁を作り、他人との深い心の交流をはばみます。**そうならないためには、相手を判断する気持ちをいっさい排除してみましょう。話し相手の良いところも悪いところもすべて一度受け入れてみるのです。

「私はあなたの話を判断せずに、全部聴きますよ」

という姿勢を見せるだけで、何かが変わることがあります。

いっさいの判断をしないと決めたとき、神経が研ぎ澄まされて、相手の本当の気持ちが見えてくるようになるものです。

24

説得して人を動かそうとしないこと。話を聴いてあげれば、心は自然に動く

「相手の話を聴いてばかりいたら、相手の欲求不満のはけ口になったり、相手の都合の良い話を聴かされ続けたりなど、相手からいいように利用されたりしませんか？」

精神対話士の養成講座でこのような質問をする方がよくいます。こういう不安は理解できますし、当然な疑問でしょう。もちろん、話し手の中には聴き手を自分の都合の良いように扱うことしか考えない人もいます。

しかし、それでいいのです。精神対話士のクライアントの中には、家族から受けた過去のつらい体験を、毎回、怒りを込めて八〇分間（精神対話士が一回の対話をする規定時間）話し続ける方もいます。そんな方でも、傾聴していけば、だんだんと聴き手に配慮してくださるようになります。

日常生活でも、相手が「この人は話を聴いてくれるから、自分が話したいことだけを話そう」と思っているようであれば、そうしてもらいましょう。あなたの時間が許す範囲で、

耳を傾け続けるのです。話が途切れたら話題を提供してあげて、もっと相手に話をしてもらいましょう。

傾聴し共感し続ければ、相手はやがてこう思うようになります。

「この人を失いたくない」と。

他人から必要とされる存在になったとき、人は幸せになるチャンスを得ます。相手の話に耳を傾け続けるのは損な役回りのように思えますが、じつはそんなことはありません。

また、**話し手と聴き手の関係は、一見、話し手が「主」で、聴き手が「従」のように見えますが、実際は逆なのです。人は「聴く」ことで、十分に相手をリードしていくことができます。**

誰もが人は説得すれば動いてくれると考えがちですが、そうではありません。人は説得されて動いているのではなく、自分が納得したから動いているのです。ですから、頭ごなしに言葉で押さえつけるよりも、相手の話を十分に真心をもって聴いてあげて、相手に自然に納得してもらうことのほうが、相手を変えるには早道となります。

25

同意できない話でも共感は十分にできる

「いろいろな対話をしていけば、どうしても同意できない話が出てきます。どうすればいいのですか？」

そんな質問も養成講座ではよく耳にします。たしかに、対話を重ねていけば、いつも「そうね、そうね、その通り」と同意できるケースばかりではないでしょう。

同意できない話を聴くとき、どうすれば共感できるのでしょうか。

それは、相手の考えを尊重する立場に立って、

「そうお考えになること自体は十分に理解できますし共感できます」

と言って、相手の思考フレームを認めてあげればいいのです。相手は同意されなくても納得します。また、感情を受け止めれば、信頼や好意が薄れることはありません。

相手にこちらの考えを伝える場合は、まず相手の感情をしっかり受け止めることが先決です。相手が話すことがなくなるまで聴いてあげること。そして相手が聴く耳を持ちはじ

めたら話をすればいいのです。傾聴して信頼を得てから自分の意見を言ったほうが、きちんと聴いてくれる可能性が高いのです。

「今度は私の話を聴いてもらえますか」

と静かにお願いしてみましょう。相手の感情をしっかり受け止めていれば、「今度は私が聴く番だ」と思うはずです。

それでも、相手が受け入れてくれないのであれば、それは聴き手側がまだ相手の気持ちを受け止め切れていないのかもしれません。

「あなたの話をすべて聴きますので、全部話してください」

と言ってみてください。それほど長い時間はかからないはずです。

相手の話が長くなるのは、たいてい話を途中でさえぎり反論するからです。とりあえず相手の話を黙って聴き、自分が主張できる瞬間を待ちましょう。そう思っていると、意外と早く自分の話せるときがやってきます。

実際には、全面的に賛成できない意見でも、冷静に吟味すれば賛成できる部分もあったりします。そんな場合は、「たしかにその部分はその通りですね」と支持しましょう。仕事に関わるようなことでもない限り、真実性を厳密に求める必要はありません。半分以上納得できる話なら、相づちを打ちながら、共感と傾聴に重点を置いていくべきです。結果的に、そのほうが実りの多い対話になります。

ビジネスでは、不用意な同意が不利益を招く場合があります。そのときは、

「そうですね……う〜ん……」

などと答えながら、「真剣にあなたの意見を考えていますよ」というメッセージを発すればいいのです。

顧客から、「お宅の商品は値段が高い」と言われたときは、同意すれば、価格を下げなければならない雰囲気になりますが、そんなときこそ「そうですね……う〜ん……」と言いながら、相手の考えを真剣に受け止めて考える姿勢を見せることです。

それでも相手は「もう少し安くならないか」と迫ってくるかもしれませんが、真剣に相手の考えを受け止めようとすれば、相手側には共感による満足感を与えられます。その満足感を足がかりに「一度ぜひ使ってみてください。この製品に決めて結果的に良かったと思っていただけると思います」と言えば、「今回は試しに使ってみるか」と受け入れられる可能性が出てきます。

交渉というのは、いかに自分の意見を押し通すかという戦略だけでなく、いかに相手の気持ちを受け止めるかという視点も重要です。一方的に「性能がいいんだから値段も高いんです」と主張するより、はるかに相手を納得させることができるでしょう。

26

相手の言葉のトゲにはどのように対応するか

親身に話を聴いているのに、話し相手からこんなことを言われた経験はありませんか。

「僕はキミみたいに要領良くできないんだよ」

「なんでも割り切れて、うらやましい」

「いいわねぇ、ご主人が理解のある人で……それにくらべてウチは……」

そんなことを言われたら、あなたにはどんな感情がわきあがってくるでしょうか。決めつけるように言われたら、「私だって！」と反論したくなるかもしれません。

優秀な大学を出た人だって、その大学に入るために相当な努力を積んだのかもしれません。もしかしたら、刻苦勉励して卒業したのかもしれません。そんな事情を何も知らない他人から「あなたは頭が良くて、うらやましい」と言われれば、誰だって傷つきます。

「頭が良いね」「器用だ」「そつがないね」「要領が良い」という賛辞は、トゲが秘められていることもあります。褒めているように見えても、じつはマイナス評価しているのです。

しかし、そんな相手のトゲのある発言に心を動かされていては、良い聴き手は務まりません。言葉の正しさの追求よりも共感が大切です。相手の心の動きに注目しましょう。そのほうが、早くトゲのない親密な対話が実現します。

精神対話士もクライアントの方から、「あなたのようには家庭環境に恵まれなかった」「あなたみたいには美しくない」「あなたのようには人間ができていない」などと、一方的に言われることがしばしばあります。しかし、精神対話士は、決して感情をさされ立てたりしません。なぜ話し手がこのようなトゲのある言い方をするのかを考えていきます。

たとえば、「キミは頭がいい」と言う人は、学力や学歴にコンプレックスを持っている場合があります。「そんなに器用じゃないんだよ」と強調する人は、「自分は不器用だから、社会にうまく溶け込めない」などと心の片隅に不安を持っていたりします。

トゲのある言葉にカチンときたら、それは共感が足りない証拠です。言葉の向こう側にある心の動きに着目し、「そう思うんだ……どうしてそう思うのかな？」などと、やさしく問い返してみてください。

言葉のトゲは突き返すのではなく、あえて一度飲み込むのです。そうするだけで、言葉のトゲがそのあとなくなります。話し手は「受け入れてくれた」と思い、自分を理解してくれた聴き手にトゲやキバを向けようとしなくなるからです。

27

トゲのある言葉のトゲの抜き方

次の会話は、就職活動をしている大学生同士の会話です。この聴き手は、相手の気持ちを受け止めきれていません。聴き手の受け答えをどのように変えれば、話し手の気持ちが受け止められるでしょうか。

話し手「就職試験、また落ちちゃった」
聴き手「えー、信じられない」
話し手「なんか、自信なくしちゃった。あなたはいいわね、一流企業に就職が決まって」
聴き手「そりゃひと安心だけど、本当は別の会社が第一志望だからもっとがんばるつもり」
話し手「あなたは要領が良くて、うらやましいわ」
聴き手「要領がいいんじゃなくて、努力してるのよ。○○ちゃん、本当に努力しているの?」
話し手「しているつもりだけど、あなたみたいに面接の印象が良くないのよ。前にバイトの面接に一緒に行ったときも、あなただけ受かったよね」

聴き手「あー、そんなこともあったね。でも、ヤル気が伝わったからよ。今回の就職活動もそう。ヤル気を見せて、逆境でも努力できる自分をアピールすれば、結構きちんと評価されるものよ」
話し手「そうかな」
聴き手「そうよ。それに、○○ちゃんは勉強ばかりして、人とのコミュニケーションを避けてきたから面接に弱いのよ。英語の資格を取るよりもコミュニケーション能力を上げないとダメよ」
話し手「そうかな」
聴き手「そうだよ。努力の方向性が間違っているのよ」
話し手「……」

就職活動や転職活動というのは、自分の持つ能力について厳格に問われるものです。とくに新卒の就職活動は、社会の厳しさを初めて味わう機会になります。内定をいち早く得る学生や第一希望の企業に受かる学生がいる一方で、いくら真面目に活動してもまったく報われない人もいます。

どんなに能力を持っていようとも、企業が求めている能力がないと「不要だ」と判断される厳しい面があります。いまの企業が求めている人材にたまたまそぐわないというだけで、「能力がない」とか「もっと努力しろ」のひと言ですまされるのは理不尽だともいえます。

ここで紹介した例のように、真面目にやっていると思われる人に「もっと努力しろ」と一般論で助言するのは、相手を傷つけてしまうだけでしょう。

トゲのある言葉は、こんなデリケートな対話に多く出てきます。話し手が言葉にトゲを出すのは、ナイーブになっている自分を守るためです。軽く先制攻撃して、自分を大切に扱ってほしいとアピールしているのです。

だから、**聴き手がそのトゲに反発せずに受け止め、正論を言わずに相手の不安を共感するように傾聴すれば、相手は「この人は攻撃してこない」と判断して、言葉のトゲを引っ込めることは珍しくありません。**

すぐに怒鳴ったり、怒り出したり、無言の攻撃をしたり、感情が先走りがちな人でも、聴き手がしっかり気持ちを受け止めてあげれば、長い時間をかけずとも冷静さや論理性が回復する場合がほとんどです。

先ほどの会話は、次のように聴き手の受け答えを変えれば、もっと内容豊かな対話になるはずです。

話し手「就職試験、また落ちちゃった」

聴き手「えー、残念だったね」
話し手「なんか、自信なくしちゃった。あなたはいいわね、一流企業に就職が決まって」
聴き手「う～ん、でも、気を取り直してがんばって。○○ちゃんなら次は絶対に受かるわよ」
話し手「私はあなたみたいに要領も良くないから、無理よ」
聴き手「そうね……でも……私いつも思っていたけど、○○ちゃんのほうが段取り良く物事が進められるじゃない」
話し手「そんなことないわ。前にバイトの面接に一緒に行ったときも、あなただけ受かったわよね」
聴き手「あー、そんなこともあったね。でも、あのバイト、最悪ですぐに辞めたよ。きっと、面接した人が○○ちゃんの鋭さが怖かったんじゃない」
話し手「そうかな」
聴き手「そうよ。それに、○○ちゃんは、就職のために勉強して英語の資格も取ったじゃない。あの資格、本当にむずかしいんだよね。○○ちゃんは、本当に努力を惜しまない人だよね。いつもすごいなって思っているんだ」
話し手「そうかな」

聴き手「そうだよ。諦めないで一緒にがんばろう」
話し手「じつはね、どうしたらあなたみたいになれるかなって、ずっと考えてきたの」
聴き手「私みたいに？　そんな必要ないよ。○○ちゃんは、そのままでいいんじゃない？」
話し手「そうかな」
聴き手「なんで、そう思ったの？」
話し手「それはね……」

　という感じです。

「努力が足りない」などと正論を言って、相手を責め立てる必要はないのです。まず友だちの気持ちに共感してあげるべきです。

28

自然な問いかけに、人は親近感を覚える

精神対話士の中には、高齢者用の共同住宅などに伺い、いろいろな方と対話をしている人もいます。

こういった施設に派遣される精神対話士は、玄関でもロビーでも居室前の廊下でも、すれ違う人に微笑みかけては「こんにちは、何かございました?」と声をかけていきます。自然な問いかけなのですが、このひと言で「ちょっと聴いてくれませんか」と語りかけてくる人がずいぶん多いそうです。

このことでもわかるように、大切なのは、聴き手が最初に心を開くということです。「何かございましたか?」とか「どうされました?」という問いかけは、「私はあなたの話を聴きますよ」「見守っていますよ」というメッセージにほかなりません。聴き手が心を開けば、相手も心を開きはじめてくれます。

一度でも心を癒すような精神対話ができれば、次回からは話題などなくても心のコミュ

ニケーションがとれるようになってきます。

「元気でした？」

「どうも！」

というひと言から対話がはじめられるでしょう。

対話したいと思った相手がいれば、

「何かございました？」

「どうされました？」

「お変わりはありませんか？」

と暖かく声をかけてみましょう。

尋問口調にならないように、できるだけ自然に、やさしく尋ねます。学校から帰ってきた子どもに、母親がわが子の学校の様子が知りたくて、他意なく「何かあった？」と尋ねますが、あのような暖かい感じが出れば十分です。

遠くから「気にかけていますよ」というメッセージを送るように、「何かございましたか？」と尋ねるのです。

会社に勤めている方なら、上司に失敗を報告するとき、上司から「どうした、何かあったのか？」と尋ねられて話が切り出しやすかったという経験があるかもしれません。ご近所付き合いでも、隣に住む主婦から「お変わりありませんか」という挨拶をもらって、心が和んだ経験をされた方もいるのではないでしょうか。

漠然とした問いかけでも、相手のことを気にする質問は、無条件に心に響くものなのです。そうすると、相手は話を切り出しやすくなります。夫婦の会話でも、親子の会話でも、上司と部下の会話でも、友人同士の会話でも、自然な問いかけが対話のきっかけとなるのです。

とくに話したい話題がなくても、コミュニケーションを取りたいと思ったら、

「今日、何かありました？」

「お変わりありませんか？」

と明るく自然に声をかけてみてください。

挨拶代わりに声をかけ続けていくと、相手は「いやー、じつは昨日……」と語り出す人も出てきます。「今度あの人がそう話しかけてきたら、こんな話をしよう」と待ち構えてくれる人も現れてきます。

これは余談ですが、あなたが独身で意中の異性がいれば、いつもやさしく「今日、何かあった？」と声をかけるようにしてみるといいかもしれません。詮索《せんさく》するのではなくて、「何となく尋ねただけ」という印象が大切です。

「別に何もないよ」と最初は答えるかもしれませんが、言い続けるうちに「これをあの人に話そう」と思ってくれるようになります。また、親しい人から電話を受けたときは、「もしもし、元気?」ではなく、「もしもし、どうしたの?」と受けてあげると、話し手は用件を話しやすくなりホッとします。

さりげない問いかけをすることで、心理的な距離を縮められるようになり、深い対話ができる機会が多くなります。

29

退屈な趣味の話でも、精神対話ができれば楽しく聴ける

精神対話は、傾聴と共感に徹するので、対話の内容よりプロセスを重視します。したがって、話題にはまったくこだわりません。

スポーツの話でも、マンガの話でも、詩吟の話でもなんでもいいのです。もっといえば、話題がなくてもかまいません。場合によっては、一枚の絵を二人で見たり、テレビゲームを一緒にしたり、公園を散歩したりすることも、互いに存在を感じ合えるのであれば、それが精神対話なのです。

ある精神対話士は、飛行機好きのクライアントから毎回、ヨーロッパの古い戦闘機について話を聴くことになりました。訪問するたびに大量の資料を使って説明してくれたそうです。趣味の話は同好の士であれば盛り上がりますが、それ以外の人には退屈なものです。

しかし、そんな興味のない退屈な趣味の話でも、積極的な傾聴の姿勢があれば深い対話に発展させていけます。一生懸命になって語る話題には、特別な思いが込められています。

その人ならではの世界観がそこにあるからです。

釣りでも、自動車でも、パソコンでも、マンガの話題でも、積極的に傾聴してみましょう。自分の知らない世界観に触れられて意外と楽しいものです。わからないことがあれば、質問をしてみましょう。趣味を持っている人は、自分の知っていることを尋ねられると、非常にうれしく感じます。

聴き手は、相手が趣味のどこに魅力を感じているのかを察していくように話を聴いてみるといいでしょう。釣りが好きな人は、魚が好きというよりも、どこに魚がいて、どういう仕掛けなら釣れるのか、自分なりに仮説を立てて検証するのが好きだという人も少なくありません。そういう人は実験が好きで、理系の学校を出ていて、技術職の仕事に従事しているということもあります。話題そのものには興味がなくても、その趣味の話を通して、相手がどんな人なのか垣間見ることができるのです。

メンタルケア協会顧問の脳科学者・養老孟司氏は、精神対話士の養成講座で「教養とは人の気持ちがわかるということです」と話されていました。単なる広い知識は雑学ですが、人の心をよく理解するための知識は教養となり、濃密で円滑なコミュニケーションの手助けをしてくれます。対話する相手の趣味について尋ね、いろいろと教えてもらいましょう。その分、多くの人を理解できる教養が身につくのです。

ビジネスでも、上司や顧客と話すときには趣味に関する話題を出すと、相手は喜ぶものです。親密な空気が流れ、親近感もわくでしょう。話題そのものに興味が持てなくても、趣味の話を通して相手の考え方や大切にしている価値観、あるいはライフスタイルが見えてきます。

ときには、そんな話を通して自分と相手の共通点や相違点を把握することもできるはずです。その後の付き合い方も見えてくるでしょう。傾聴と共感する能力を持っていれば、退屈な趣味の話でも、とても有意義な時間に変えられるのです。

30

本題に入る前に、「対話のエンジン」を暖める

「対話は質問力がもっとも大事だ」と言う精神対話士もいます。上手な質問は、対話を弾ませるからです。

たとえば、

聴き手「昨日の日本代表のサッカーの試合はご覧になりました？」

話し手「えぇ」

聴き手「惜しくも負けてしまいましたね」

話し手「そうなんですよね。惜しかったですよね。試合が終わったときは泣きそうになりました」

聴き手「泣きそうに？」

話し手「いやいや、それは冗談ですけど……」

聴き手「監督が良くないんですかね」

話し手「それはあると思いますね。やっぱりチームスポーツは監督の力量で決まるんですよ」

聴き手「どうすれば、日本代表は強くなるんでしょうね」

話し手「そうですね、私が思うに……」

おわかりになりますでしょうか。最初の数回の質問は「YES」「NO」で答えればいい質問なのです。この種の質問は答えやすく、反対に、「なぜ?」「どうやって?」という質問は答えるのに考えなくてはいけないので、相手に負担がかかりやすくなります。

会話を弾ませる質問の仕方は、「いつ」「どこで」「誰が」「誰と」など答えが決まっている質問をいくつかしてから、「なぜ」「どうして」と思考力を必要とする質問をするパターンが良いでしょう。答えやすい質問は、「対話のエンジン」を暖めてくれます。車のエンジンが暖まると調子が上がっていくように、会話も弾めば、自分の考えも新しい話題も出やすくなります。

この質問パターンを応用すれば、親子なら、

「今度の日曜日は誰と遊ぶんだっけ?」

同僚なら、

「あの仕事は、なかなかむずかしいよな」

ご近所の方なら、

「花見なら、どのあたりに行くんですか？」

などと質問して、あとは相手に話題をふくらませてもらうということもできるでしょう。最初の質問は、相手が答えやすいところから入っていくのがいいのです。

どうしても話題が見つけにくいときは、相手の身の回りで起こっている変化に着目してみましょう。

「今日、こちらに来るときに通りの桜が咲いていました。もうご覧になりました？」

などという質問です。こういった聴き手や話し手の意思があまり入り込まない質問は答えやすいものです。ご近所の方と話しているときでも、

「こちらにはいつごろからお住まいなんですか？」

と尋ねたり、職場の友人と話しているのなら、

「他の部署でやっていた大きなプロジェクト、やっと終わったんだって？」

と質問してみると、自然に話題が広がることが多いでしょう。

このような変化は身近にたくさんあるはずです。ちょっとした問いかけで、話題はふくらみます。

31

その人の身に着けているものを話のきっかけにする

精神対話士の一人は、ひきこもりの少年の部屋で対話をしているとき、そこに野球のグローブがいくつかあることに気づきました。

その精神対話士は野球が好きだったので、そのことに触れてみました。すると、少年は生き生きとして野球の話をはじめ、その後の対話からは毎回、精神対話士はグローブを持参して一緒に外でキャッチボールをすることになりました。

そのうち、いつもグローブを持参するのも大変なので、少年に「君の部屋に置いといてくれないか」とお願いしました。その少年は「いいよ」と言わず、「いいんですか?」と尋ねたそうです。グローブというのはプレイヤーのこだわりが反映された道具で、それを他人の家に置いていくというのは、相当に信頼しているというメッセージになります。

いろいろな面で自信を失っていた少年は、他人のグローブを預かるということから、再び自信を回復していくことができました。

プライベートの部屋というのは、自己イメージの宝庫です。知人や友人の部屋に遊びに行ったときは、部屋に置いてあるものや雰囲気などから話題を作るといいでしょう。こんな交流も、部屋にある所有物から発するメッセージを受け取れれば可能になります。

よく観察すれば、日常生活の現場には、そこに生活している人の心が反映されているものがたくさんあります。

生花が一本飾ってあるだけでも、そこには生活者の何かしらの思いがあるのです。「きれいな花ですね。これは……」と言えば、「それはデイジーです」などと教えてくれるかもしれませんし、生花にまつわる深い対話に発展するかもしれません。

音楽が好きな人なら、オーディオや携帯用の音楽プレイヤーが部屋に置いてあるかもしれません。パソコンが好きな人は、家に何台もコンピュータがあるかもしれません。普通の人が持っていないものがあったのなら、そのことについて感想を言ってみたり、簡単な質問をしてみましょう。

「小さい音楽プレイヤーを買うときは、どういうところに注意して買ったほうがいいんですか」

「もし、いま買うとすれば、どんな製品がお勧めなんですか」

などと質問すれば、話が弾むかもしれません。

相手は「あなたも音楽が好きですか？」と聴いてくるかもしれません。そうしたら、あまり音楽にこだわりがなくても、「なかなか自分の好きなＣＤが見つからなくて」などと話を合わせると、話し手はさらに音楽のこだわりを話してくれることが多いでしょう。

ビジネスシーンでも、社長室に入ると、その社長が好きな絵が飾ってあったりするものです。得意先のオフィスに行ったときに、たとえば大型の空気清浄機や高級家具など、普通のオフィスでは見ないようなものがあれば、それはその会社のこだわりなのです。そういうもので話題を作ると相手も喜んで話し出すものです。

また、その人の身なりは、ある程度その人の好きなものやこだわり、ポリシーを反映します。わかりやすい例は、ファッションでしょう。おしゃれが好きな人は、靴や時計、バッグ、メガネ、シャツなどが個性的だったり、あるいは地味だけどしっかりとした良品だったり、あるいは手作りの希少品を持っていることが多いようです。

そのほか、装飾品、携帯電話のストラップ、化粧品、髪型、持参している本なども個性が現れやすいアイテムです。

こだわりがありそうな物を相手が持っていたら、それについて、

「それって……」

「ところで……それは？」

などと自然に問いかけてみましょう。

会話が途切れたときなど、「ところで……そのカバン、素敵ですね」とか「その万年筆は書きやすそうですね」と感想を言ってみるのです。自分なりのこだわりや買ったときのいきさつなどを話してくれるでしょう。

ただ、所有物や備品、外見について安易に質問するのは、ときに相手から「決めつけようとしている」と警戒されることもあります。ごく自然に話題を出し、相手の表情に注意しながら無理強いしない程度に話を広げるといいでしょう。

もし、相手が話したくないようであれば、もともと話していた話題に戻します。大切なのは、顔などの表情や外見、所有物から発するメッセージを読み取ろうとする姿勢です。注意深く相手を観察する習慣をつけると、わずかな変化にも気づけるようになります。それが相手の理解につながり、共感につながり、信頼につながるのです。

32

趣味や興味の話題は、初対面の相手の閉じた心を開きやすい

世間話の中で出てきた話し手の趣味や興味の話題について、一歩踏み込んだ質問をすると、自然に対話モードに入ることがあります。趣味や興味の話なら、踏み込んでも無難です。話し手が安心して話せるでしょう。

たとえば、

聴き手「そういえば、さっき好きだとおっしゃっていた映画監督のデビュー作は観ました?」

話し手「いいえ」

聴き手「私も観ていないのですが、どんな映画なのか知りたくて」

話し手「そうですか。じつは私も観たいのですけどね」

聴き手「ビデオやDVDになっているんでしょうか」

話し手「それが、なっていないんですよね」

聴き手「なぜなんですかね」
話し手「きっと……そういえば、あの最新作も……」
聴き手「最新作ですか」
話し手「そうです。この最新作は映画館で観たのですが……」
という感じです。

答えやすい質問をいくつか繰り返したあとに、「なぜ」「どうやって」という質問を織り交ぜていけば話が広がっていくでしょう。

そのほか、**好きな小説、好きな音楽など、共通の趣味があれば、自然に親近感が出てきます。**会社や業界は違っても、「営業」や「経理」など携わる仕事が同じであれば、それも友好的な雰囲気を生み出すきっかけになります。

相手の話を聴きながら、共通点があれば、
「じつは私も……」
と伝えるようにしてみましょう。

33

表情や動作を相手に合わせることで親近感を表現する

相手と同じ行動をすることで、お互いの心理的な距離が近くなるのはよく知られています。ビジネスでは、接待と称して得意先を食事やゴルフに招待するのがそれです。

それと同じように、話し相手の動きにこちらの動きを合わせると、親近感を呼びやすくなることがあります。露骨にやる必要はありませんが、たとえば、相手がテーブルの上のコーヒーに手を伸ばしたら、こちらも同じ動作をするのです。

また「話を合わせる」という手法もあります。一般的にはあまり良い行動だとは思われていないところがありますが、これも心理的な距離を縮めるには効果的な方法です。悪質なウソでなければ、たとえ自分がそう思っていなくても、相手の話に歩み寄るのは意味ある言動です。

「今日は良い天気ですね」と言われて外を見たら雨が降っていたという状況でも、「そうですね。やさしい雨が降っていますね」と伝えることはできます。

表情も同様です。つらそうな表情を浮かべたら、聴き手もつらそうな顔をしてみる。すると、話し手は共感を覚えやすくなりますし、感情を素直に表現できることが多くなります。

精神対話士のクライアントの中には、複雑に絡み合った心の糸がうまくほぐせず、つらいのに泣けないとか、怒りの感情があるのに表に出せないとか、喜びたいのに押し殺してしまうという方がたくさんいます。

そんなとき、精神対話士が同じ表情をすることで、出したくても出せなかった涙が自然に流せたり、怒りが素直に表に出せるようになることがたびたびあります。

日常生活でも、元気がない方と話をするときというのは、意外と多いものです。仕事がうまくいかない人、子育てがうまくいかない人、試験に合格できそうにない人、家計が苦しい人、職場の人間関係に悩む人、そんな人と話すときは、助言や励ましより同じ目線で同じ表情で相手と感情を分かち合いましょう。

つらい気持ちも楽しみや喜びも、相手の言葉や感情にぴったり寄り添えば、相手は「伝わった」＝「自分の存在が認められた」＝「一人ではない」と感じます。「私は一人じゃない」と思えれば、人はずいぶんと強くなれるものなのです。

34

相手から情報がほしい場合は、最初の質問で相手の「YES」を引き出す

たとえば、同僚が重要な講演会に出席したとします。あなたは内容を聴きたくてうずうずしています。そんなとき、あなたは同僚にどう問いかけますか。

「どうだった？　講演会は」

「う～ん、まあまあだね」

仕事中にそう問いかけても、同僚は即座に答えてくれないのが普通でしょう。

人から情報がほしいと思った場合は、相手が「そうですね」と簡単に答えられる質問からはじめるのが効果的です。その後に核心の質問をすると相手は教えてくれやすくなります。

たとえば、

自分「昨日、○○○○の講演会に行ったんだって？」

相手「そうだよ」

自分「どこでやってたの？」
相手「日比谷さ」
自分「へー、一人で行ったの？」
相手「そう」
自分「どうだった？」

という感じになります。

いきなり、「どうだった？」というより話しやすい雰囲気が生まれます。また、注意したいのは、自分が聴きたいことばかりを質問しないことです。

そして、質問をするときにマイナスイメージの言葉が入らないように気をつけます。先ほどのサッカーの例のように、「どうして負けたんでしょう」と言うより「どうして勝てなかったんでしょう」と尋ねるほうがいいのです。未来志向の話になり、明るい雰囲気で対話が進みます。挨拶でも、「いつまでも日照り続きでイヤになりますね」と言うより「今日もいい天気で、洗濯物があっという間に乾きますね」と言ったほうが、相手も話が受けやすくなるものなのです。

とくに相手から情報を引き出そうと思ったら、最初の問いかけは明るいトーンで、相手が「YES」と答えられる質問をすることです。

35

親しい人のイメージを重ねてくるのは、信頼されている証拠

三十代の男性から「苦しくて仕方ないのですぐに来てほしい」という依頼があって、一人の精神対話士が東京の郊外へ出かけることになりました。

対話を行うことにした場所は、その男性が一人で経営する工場の脇にある小さなプレハブの中でした。そこは事務所だったのですが、彼の城でもありました。机とソファ、パソコンと冷蔵庫があり、彼の趣味である登山の道具が所狭しと置かれていました。

対話が始まると、クライアントは「特に理由はないんですが、精神的にきついんです」と訴えました。現在の状況にいたるまでの経過を簡単な質問でうかがったところ、半年前までは何の問題もなかったとのこと。仕事も順調で、趣味の登山にも行って充実していたし、一人だけれども楽しい日々だったと話してくれました。

ところが、夏が終わったあたりから、食事ができなくなり、何かが喉の奥に詰まったような感じを覚えるようになったのだと言います。睡眠もろくにとれず、そのつらさを訴え

ようにも、親しい友だちはなく、親や兄弟とも疎遠になっているとのことでした。

「私は心の病気なのでしょうか？」

と、クライアントが尋ねてきました。

「そうですね……どんなふうに苦しいのですか？　詳しく教えてくれませんか？」

と返しました。精神対話士にできるのは傾聴、そして共感です。なるべく感情を表に出してもらうように対話を進めていったそうです。医学的なことは精神対話士を絶えずサポートしている協会のアドバイザーの精神科医に尋ねたりもします。

一回目の対話が終わろうとするとき、

「僕はここ十数年友だちとも親しく話したことがない。だから、精神対話士のあなたにも、どう話したらいいかもわからない」

彼は言いました。

「話したいことがあったら何でも話してください」

と答え、精神対話士は来週も同じ時刻に駅で会いましょうと約束しました。

二回目になるとクライアントの口も少しほぐれてきて、いろいろと話してくれました。

そのなかに、登山が好きだったのに最近はまったく行かなくなったという話がありました。

少し気になったので、その理由を尋ねると、問題の核心のようなものが現れてきました。

クライアントがよく登山に出かける山にはダム湖があります。半年前に登山に行ったとき、「ダムに死体があがった」という話を売店で聞き、その話が頭から離れなくなってしまい、それから登山には行かなくなったというのです。

「その話を共有させてくれませんか」

とお願いをして、彼が思ったこと、感じたこと、連想したことなどを自由に話してもらうようにしました。

クライアントはそのダム湖で自殺した人の話をたくさん知っていました。そのことを必死に語ります。臨床心理士であれば、それが彼の心にどんな影響を与えているのかを分析するのでしょうが、精神対話士の立場ではそんな必要はありません。大事なことは、彼が話すことで少しでも気持ちが軽くなっていくことなのです。

対話を数回重ねていくと、自殺のことが気になるのは、どうもクライアントには、人間関係を求めつつも人間関係が苦痛で仕方がないというジレンマが背景にあるのではないかということがわかってきました。

「ところで、今まで信頼できる親しい人にはどんな方がいましたか？」

と精神対話士は尋ねてみました。

「そうですね……いたかな……いないと思います」

「そうですか……記憶の中で、その人のことを考えると心が何か落ち着くような人というのは？」

という問いかけに、彼はしばらく考えてから一人の名前を出しました。

若いときに六年間勤めていた会社の社長でした。今でも、一年に数回は電話で話しているとのこと。対話を進めていくと、「振り返れば、その社長さんにはとてもお世話になりました」と語りはじめるようになり、その話題のときは、クライアントの中から苦しさは不思議と消えていました。

対話が一〇回を超えたあたりのことです。クライアントが突然、精神対話士に抗議してきました。その精神対話士の言葉遣いが少しむずかしいと言うのです。

「あの社長さんだったらもっとわかるように話してくれた！」

とつめ寄ってきました。

その言葉に、精神対話士は手ごたえを感じたといいます。クライアントは精神対話士と社長さんを重ね合わせていると感じたからです。気にさわる言葉遣いを詫びつつ、

「今のお怒りの気持ちがどんなものなのか話してもらえませんか」

と投げかけると、彼は怒りながらも説明してくれました。

そのうち、さまざまな話があふれ出てきて、感情も止めどもなく出てきました。その後、

長い沈黙が訪れ、ただ彼の隣で静かに次の言葉を待ちました。そして、クライアントは自分の鬱屈《うっくつ》した感情を整理するかのように、今までの自分の人生の中で出会った人たちを一人ひとり思い出していったといいます。

次の対話のとき、クライアントは社長さんに十数年ぶりに会いに行った話をしてくれました。良い再会になったそうです。

それが転機になり、彼は今まで一人でやってきた仕事は限界だと悟り、社長さんが紹介してくれた職場で働く決意をしたということでした。とうとう彼は十数年間自分を守り、かつその中で動けなくなっていた城から出ることにしたのです。

幸運だったのは、クライアントが信頼していた社長さんと精神対話士が、同じ性別で年齢が近かったことです。背格好も似ていたようです。偶然だったのですが、クライアントが信頼を寄せる一つの大きなきっかけになりました。

ときに、人は他人に対して自分の主観的なイメージをあてはめてきます。押しつけがましいと思うときもありますが、それを受容すると、対話が驚くほどスムーズに深まることもあるということを知っておくのはムダではないと思います。

36

過去の楽しかった思い出に触れる

ある精神対話士には、忘れられない高齢者のクライアントがいます。

彼女は認知症でした。記憶や知識などの知能が序々に奪われていくのですが、現代医学では効果的な治療法がまだ見つかっていません。アルツハイマーと呼ばれる病気も、この認知症の一種です。

この病気になってしまった当事者は、自分でも知能が後退していく過程がわかると言います。それがどんなに恐ろしいことかは想像を絶します。まるで死の淵の暗闇へひきずり込まれていくような感覚なのでしょう。

自分の言いたいことが言えない不安に襲われ、抑えようのない怒りや怯《おび》えと戦っていかなければならないのが、認知症の初期の患者さんたちです。でも、それ以上につらいのは、他人から「あの人はボケちゃった」と言われていることだと言います。

ときどきテレビを見ていると、高齢者の介護施設の職員が高齢者に対して「○○しなさいよ」などと、子どもを扱うような言葉遣いをしていて驚きます。認知症の人でも、自分がどのように扱われているかを感じ取れる方は多いのです。本当は、心の底で「子ども扱いするな」という憤りを感じられていることでしょう。

話を戻しましょう。

その精神対話士は、七十代半ばでご主人を亡くした女性と対話をしました。元気に対話を続けられていたのですが、認知症が発症してしまいました。症状が悪化したため、医療型の高齢者住宅に入居。家族からの要望で、その後も場所をそこに変えて対話を重ねていきましたが、症状は進む一方でした。

ある対話の日の朝、精神対話士は庭に咲く白いスイセンに目がとまりました。「きっと喜んでいただけるに違いない」と思い、何本か摘んで持参したところ、クライアントは「スイセン、きれいね」「懐かしい」「いい匂い」などと喜び、饒舌《じょうぜつ》に語りはじめました。

認知症の症状が進んでしまってからは、表情の変化がなくなりかけてしまっていたのですが、そのときは「いい匂いだわ」という言葉を何度も繰り返し、楽しそうに笑ったそうです。その姿を見て、高齢者住宅の職員も信じられないという様子でした。

クライアントは「瑞泉《ずいせん》寺って知ってる？」と質問してきました。「鎌倉の寺ですか？」と答えると、クライアントは「そうそう、あそこには本当に見事なスイセンがたくさん咲いているのよ」と教えてくれました。

眠っていた記憶がどんどん蘇《よみがえ》ってきているようでした。続いてスイセンの生け方を手振りを交えてていねいに説明してくれ、「花は、いろいろな流派で習ったわ」と過去の話を問わず語りで話しはじめました。

過去の美しい記憶がもたらした奇跡のような一日だったと、担当の精神対話士は、今でもあの日の出来事をよく覚えています。その精神対話士は毎回季節の花を持参することにしました。クライアントにとっての生きるプライドのような自尊心が花にあると思ったからです。

このように楽しかった思い出は、話し手を元気にさせます。

とくに、過去の成功体験は意欲や自信を取り戻すきっかけになることがあるのです。話し手が成功談を持っている人であれば、相手の表情を見ながらその話題に水を向け、深く掘り下げていくのもいいでしょう。

どんな成功体験でもかまいません。一つの会社を勤め上げたことも成功体験です。子どもを私立の中学校に入学させたことも母親にとっては成功談かもしれません。そんな話をしてもらいましょう。それだけで話し手は元気になれるのです。

成功談を語ることで、より良く生きたいという気持ちが強くなれば、心の重荷を相対的に軽くできます。それだけでも対話をした価値があるというものです。

また、似たような効用が望めるものに「自慢話」があります。ふつうであれば自慢話は鼻につくものですが、元気がない人に語ってもらうと、それがきっかけになって自信や意欲が回復することがあります。ウンチク、こだわり、雑学があれば、それについて質問してみましょう。きっと、多くを語ってくれるはずです。

逆に、聴き手は、そういう話をなるべくしないようにします。そのほうがコントラスト効果で相手の存在感が際立つからです。

こう書くと簡単のように思えますが、実際は一度失った意欲や自信はなかなか回復しないものです。完璧に元に戻ると期待しないほうがいいこともあります。しかし、自信がない人に自信を持たせる方法の一つとして、相手が得意なことや熟知していることを話してもらう行為は経験的に試す価値があると思います。

成功談や自慢話などを通して、相手が自尊感情や自分を大切にしようとする気持ちを強く持ってくれればいいのです。単純なウンチクであっても、ささやかな成功談でも、それによってプライドを実感できれば自信が出てきます。

人間というのは案外そういった小さな自信を寄せ集めて生きている生き物です。聴き手が、その部分に耳を傾け支持すれば、話し手は喜んでくれるでしょう。

37

「教えてもらう」ことで相手の存在を認める

人は、「教えてください」という言葉に弱いところがあります。

知っていることは誰かに語りたい。誰も知らない秘密を知ってしまったものなら、「言ってはいけない」と思いつつも、言いたくなるのが人の心です。教えるというのは、人の根源的な欲求の一つといえるでしょう。

実用価値のほとんどない雑学知識を紹介するテレビ番組があります。さまざまなムダ知識を、出演するタレントや知識人たちが「へぇー」と感心した度合いで評価していくのですが、これは「教えること」そのものに価値があるという心理をうまく突いています。人は、教えることで他人から「よくご存知ですね」「へー、そうなんですか」「すごいですね」などと感心されたいのです。自分の存在価値を確認できるからでしょう。

この、人は教えたがるという心理を利用して、対話するときにも機会を見て、「教えてほしい」とお願いしましょう。それは相手の存在を認める行為になります。とくに、何かがあって自信を失っている人に「そこを教えて」とお願いするのは、効果的です。「自分にはまだ人に教えられることがあるんだ」と思えることは救いにさえなります。

「そこのところを、もう少し詳しく教えてくれますか」

「前からそのことを知りたいと思っていたんですよ、どんなことなんですか」

と、興味を示しながら尋ねれば、たいていは快く教えてくれるものです。

聴き手は積極的に「教えてポイント」を見つけるように心がけましょう。少し前の項で教養の価値という話をしましたが、どんな話にも関心が持てるポイントはあるはずです。

そして、相手に教えてもらうことになったら、「へぇー」と相づちを打ったり、ときには大きくうなずいてメモをとりましょう。キーワードを改めて口にしながらメモすれば、相手は「そうなんだよ」と言いながら、もっと話をしようとするでしょう。

教えを請うということは、相手の尊厳を認める行為です。対話では非常に効果を発揮します。

38

「苦労話」を聴いて、相手の活力を引き出す

前項に書いたように、教えるという行為は、単なる知識の伝達だけではなく、そこに生きる尊厳を蘇らせる働きがあります。つまり、プライドやライフストーリーの反映があるのです。

もし、人と話していて話題がふくらまなかったり、話が前に進まなかったりしたときは、その人だから話せる人生話を語ってもらえるようにアプローチするのは、悪くない試みです。なかでも、「苦労話」は話し手にとっては語りやすく、かつ話題も豊富なことが多々あります。

たとえば、

「この間、やっと一年越しのプロジェクトが終わったんだよ」

と同僚に言われたら、「そう、良かったね」と言って会話を終わらせるのではなく、

「どんなプロジェクトだったのか教えてよ」

と話を促すような質問をするのです。そこには、きっと本人しか語れない濃密な経験談や教訓があります。

「へー、すごいね。それで、どうなったの？」

「誰がメンバーだったの？」

「いつスタートしたの？」

「どうしてキミがメンバーに選ばれたの？」

などと話を促していけば、話し手は自然に多くを語るでしょうし、話しているうちに「自分はあれだけの苦難を乗り越えた」と再認識でき、話をすることで充足感を味わうことができます。

苦労話を聴ける話題としては、子育て、仕事、男女関係、お金などにまつわる話の中に多くあります。そんな話題になったとき、

「ご苦労も多かったのではないんですか」

などと話題を振るといいでしょう。

行きづまっている人、悩んでいる人がいたら、その人に何かを教えて助けようとするのではなく、逆に何かを教えてもらうことで、相手の生きる活力を復活できることがあると知っておいてください。

39

助言する前に、相手の不安を受け止める

ある精神対話士の一人は、「自信がない」という言葉を繰り返す三十代の女性と会うことになりました。

そのクライアントは会社に勤めていましたが、人間関係がうまくいかず退社。その後は転職活動もせず、自宅にこもりがちになってしまいました。

ご両親が心配して精神対話士の派遣を依頼したのですが、彼女は対話を重ねても、あまり元気になりません。依頼主のご両親からは「早く元気にしてほしい」との要望が繰り返されます。精神対話士は、彼女の失われた自信をなんとか取り戻そうと、対話をする度に長所を褒めたり能力が高いことを強調したのですが、どんな言葉も彼女の考えや行動を変えることはありませんでした。

その精神対話士が「どうすればいいのだろう」と考えていたときです。偶然、バンジージャンプを紹介しているテレビ番組を見ました。そのとき、はたと「これと同じなのか」

と思いいたりました。

バンジージャンプとは、鉄塔や橋の上などからゴムの命綱をつけて飛び降りる肝試《きもだめ》しのようなアトラクションです。安全装置がついているのですが、飛び降りる寸前になって足をすくませてしまう人が少なくありません。

一度足がすくんでしまうと、どんな勇気づけの言葉をかけても効果はありません。「安全装置は完璧だから心配ないよ」と言ったり、「今まで事故が起きたことはないよ」と教えても、あるいは「何も考えずに上を見て一歩踏み出せ」と指導しても、決心がつきません。安全であることは本人たちもよく理解しているのです。それでも足がすくんでしまったら、どうにもならないのです。

きっと、人間関係が怖くて再就職できない女性クライアントも、同じような心理状態だったのでしょう。精神対話士は認識を改め、「自信がない」を繰り返す彼女に対して、「どんなふうに怖いのか全部話してみてくれませんか」

と、怖いという感情そのものにスポットを当てて対話をするようにしました。まず、クライアントの心の深層にある感情を受け止めようと思ったのです。

心の重石《おもし》を一つずつ取り除くような対話に切り替えたところ、彼女も少しずつ漠然とした不安を言葉にすることができるようになりました。不安を語り尽くすと、クライアントは自分自身が思っていたほど不安は大きくないと思うようになり、また社会に出て働こうと考えはじめるようになりました。

「やりたくても自信がありません」

「ヤル気がどうしても出ないんです」

「行動するのが怖いんです」

そんな言葉を繰り返す人の話を聴くときに注意したいのは、

「やればできる」

「自信を持って！」

と、あまり押しつけないことです。

助言をする前に、どんな不安を持っているのか、そこを受け止めましょう。語ることで心が軽くなり、聴き手との共感の中で「一人じゃないんだ」と思えたほうが、結果的に「飛び出してみるか！」と思えるようになるのです。

40

相手が自ら動くように仕向ける傾聴術

馬を水辺に連れていけても、馬に水を飲ませることは誰にもできません。本当に飲むかどうかは馬自身の判断だからです。

それと同じように、助言も激励も指導も、あまり上から押しつけようとすると、うまくいきません。相手から「威圧的だ」と思われたら、その瞬間に対等関係は崩れ、拒否反応が出ます。

対等な対話が素晴らしいのは、話し手が自ら何かに「気づく」ことができる点です。教えるのではなく、指導するのではなく、命令するのではなく、自らの意思で変わっていくことが、大きな変化につながります。教えても命令しても変わらなかった人が、対話で変わることがたびたびあるのを私たちは経験的に知っています。

悩みや問題というのは巧妙なもので、いつの間にか姿を隠します。他人からみれば、「問題の元凶は、目の前にある」とわかりますが、当人は気づいていません。夫の暴力に耐える妻は「こんな生活は耐えられない」と思いつつも、暴力を振るったあとに泣いて謝る夫に「おまえがいないとダメなんだ」と懇願されると許してしまいます。そんな行為を繰り返すうちに、問題の本質が少しずつ見失われていくのです。

将来の教育費に悩む主婦は、今日や明日の生活にメドが立ってしまうと、「とりあえず現状維持でいいや」と思ってしまいがちです。そのうち、問題に対して鈍感になり、結果的に手遅れになります。周囲から「どうしてもっと早く手を打っておかなかったの？」と尋ねられても、問題が見えなくなっていたのですから「そのうちやろうと思っていたんだけど……」としか答えられません。

悩んでしまう人は、問題の本質を知りつつも見て見ぬふりをしてしまうことが多いのです。問題解決には、本人の気持ちが自発的に変わって「真正面から取り組むしかない」と気づく必要があります。対話では、こういった問題を自発的に再認識できます。見たくない問題の本質を見られるようになれば、悩みの多くは解決できるでしょう。

もし、悩みの相談を受けたら、指導するのではなく、「どうなれば、幸せだと思えるのかな？」と尋ねてみましょう。素朴で本質的な対話を少しするだけで、相手の思考はそれをきっかけに深まり、主体的に問題の本質を見つめていくようになることが多いものです。

41

教えないで「教える」傾聴術

「自分からはあまり語らない」というのは傾聴の原則ですが、もし話題の流れで、あなたが詳しく知っている情報があれば、提供しましょう。話題が盛り上がります。ただし、話し手より話しすぎないように注意してください。

たとえば、話し手が好きなミュージシャンの話をしていて、聴き手がそのアーティストの新曲について何か知っていれば、率直に伝えるべきでしょう。ただ、その情報を伝えながら、相手の話を奪ってしまっては本末転倒です。対話を深めるための情報提供は、なるべく簡潔に客観的に伝えるべきでしょう。

仮に、子育てに悩む友人の相談に乗ったとします。

「私、子育てがどうもうまくできなくて……何かいい本がないかしら」

「今、ベストセラーになっている子育ての本があるよ。○○というタイトルで、一三○○円ぐらいだったと思う。駅前の本屋さんに積んであったわ」という感じです。

聴き手の主観を入れず、客観的なデータだけを親しみを込めて伝えるのがポイントです。もし、「あの本はとても良くって、すぐに使えそうなアイデアがたくさん載っていた。読んでみれば」などと主観を織り交ぜてしまうと、「教えてやる」という印象が強くなります。こうなると、対等関係が崩れ、精神的な対話が成立しにくくなるのです。

話題をふくらますための情報提供は、相手の言葉を復唱しながら付け加えていくと、主従関係が生まれません。

「桜がきれいですね」
「ほんと、きれいですね。今度の週末が花見日和らしいですよ」
「そうなんですか。それじゃ行ってみようかしら」

相手の言葉を受けながら情報提供していくと、話が自然に弾みます。また、反復しながら、自分の知識を付け加えるのも、ときには有効です。

「景気が良くなったというけど、うちはまったくダメだね」
「ダメですか……、知人がタクシーの運転手をしているんですが、景気は相変わらず良くならないって言ってましたね」
「そうだろう。やっぱり、一部の人たちしか儲かってないんだよ」

知っている情報や知識を短く、相手の言葉を復唱したあとに軽く添えてみてください。

42

助言しないで「助言する」傾聴術

親しい友だちや恋人が困っていて悩みの相談などに乗ったりすると、思わず「助けてあげたい」という気になります。しかし、そういうときであっても大事なことは、まず相手の話をじっくりと聴いてあげることです。そして、気持ちを受け止めながら、ときどき新しい考えのヒントになるようなことを「こんな考えもあるかもね」と伝えることです。「助けたい」という親切心であっても、下手なアドバイスは対等関係を崩すことになりかねません。

学校や病院では、主従関係のコミュニケーションが有効に機能しますが、話し手が聴き手に対して「この人とは対等だ」と思っているのであれば、助言は取り扱い注意です。精神対話士も、基本的に助言は慎みます。その代わりに、心に溜まった重荷や言葉にならない感情を運び出すのを手伝います。

たとえば、このような感じです。

「私はどうするべきなのでしょうか？」

「……そうですね……」（と言って、真剣に考え込む）

「どうして私がこんなふうな心の状態になってしまったのか、説明してくれませんか」

「……そうですね……○○さんは、自分が今いる現在地のようなものを知りたいんですね」

「まぁ、そうです。なぜ、私はこんなふうになってしまったんでしょうか、これからどうなるのでしょう？」

「そうですね……どうなるのでしょうか（真剣に考え込む）……ご自身では、どう思われるんですか」

「そうですね……きっと……」

もう、おわかりだと思いますが、聴き手が鏡のような存在になるわけです。

ここは大事な要点なので何度も繰り返しますが、相手が抱えている深刻な心の問題は、話すだけでもストレスを発散でき、客観視できれば解決の糸口を見つけられます。少なくとも自分がどのような感情を抱えて、どのような問題を抱えているかは見えてきます。それだけでも人は安心できるのです。

もし、理想的な対話があるとすれば、それは互いに鏡のような存在になることでしょう。互いに対話を通して自分を再発見し続けられたら、それこそ素晴らしい人間関係でしょう。相手を受容し、互いに自分を見つめ直せる対話が大切なのです。

43

頑張れ！と言わないで「励ます」傾聴術

つい相手が助言を求めてくると、自分は相手より「立場が上だ」と錯覚してしまいがちです。そういう態度を相手は敏感に感じとるものです。

相手が後輩や部下であっても、子どもであっても、傾聴する姿勢はまったく変わりません。**自分の考え方や価値観をいったん保留し、まっさらな気持ちで相手の言葉に耳を傾けるのです。その姿勢だけで、相手の凍りついた心を氷解させ、「受け入れられた」と感じさせることができます。**

知らないことを言ってやろうとか、窮地から救い出してあげようとか、問題を一発解決してやるよという態度は、ときに深刻な溝を作ります。誤解している人も多いのですが、他人の助言を受け入れられるという人は、意外と精神的に強い人なのです。自分の弱さを冷静に分析して、他人に頭を下げて教えを求められるのは、自分の生き方に自信があるからできることなのです。

また、助言と同じように励ましも相手を孤独にしてしまうことがあります。頑張っている人に「頑張れ！」と声をかけるのは、しばしば逆効果になることを覚えておきましょう。「もう、これ以上は頑張れない」と反感を買います。励ましより、共感や賞賛のほうが有効です。「あなたの諦めず走り続ける姿を見ていたら、とても勇気づけられたよ。ありがとう」と、感謝さえすれば、相手は「もっと頑張ろう」と思えるでしょう。

励ましでも、そこに共感という土台があれば、相手の心を癒します。聴き手が共感しながら自然に「一緒に頑張りましょう」と言えば、話し手は「私の気持ちを理解してくれた」と思ってくれて、反感を覚えることはないでしょう。

励ましも助言も、共感するあまり「つい、してしまった」という程度がいいのです。

また、安易な励ましと同じように、安易な同情も禁物です。相手は「この人は何もわかっていない」と思うでしょう。

苦しそうに悩んでいる人がいたら、すぐ「かわいそうに」と同情したり、「元気だしなよ」と励ましたりせず、「苦しいの？」「悲しいのですか？」「つらいですか？」などと質問しながら相手と同じ表情を浮かべたほうが、相手は「この人ならわかってくれるかもしれない」と思ってくれることが多いはずです。余計な気を回す必要はありません。素直に相手の気持ちを察すればいいのです。

44

問題の核心を相手に語らせる「積算温度の対話」術

深刻な問題を抱えた人は、なかなか核心を話したがりません。

そこで、無理に話をさせようとしてはいけません。まだ話す時期に来ていないと考えてください。誘導して話させても、「話したくなかった」という不満が残ります。

精神対話士の中には、自治体から要請されて小学校に派遣される人もいます。いじめなどの問題を抱える子どもたちと対話するのですが、基本的に本人が語り出すまでは問題の核心やいじめられた理由について尋ねることはしません。多くの場合、時が満ちれば子どもたちは核心を語り出します。

聴き手にとって大切なのは、話し手が自然に核心を切り出すまで辛抱強く待つということです。

たとえば、営業成績の悪い社員が「成績が悪くて落ち込んでいるんだ」と話すのは、自分で自分のことを無能と言っているようなものなのです。わが子の非行に悩む親は、そのことについて話せば自分が親失格であることを認めたことになります。いじめられた理由、ひきこもりになった理由、夫婦関係や恋愛関係が破綻した理由……深刻になればなるほど、それは自分の汚点のようなものになり、語りにくくなるのは当然です。

対話は、本人の潜在力が発揮しやすいように心の環境を整えることに眼目があります。問題の核心に迫れなくても、心の通う対話を通して相手の自尊感情が回復し状況が好転すれば、十分な成果を得られます。

むしろ、問題の核心に迫らない対話のほうがかえって、相手がポロリと核心に関わるキーワードを発したりすることがあります。話題の核心というのは他人が求めると離れていき、求めないとそばに寄ってくるものだということも知っておきましょう。

精神対話士のクライアントの中には、まったく言葉を交わしてくれない少年や少女もいます。しかし、「いつまでも待ちますよ」という覚悟を見せると、やがて語りはじめてくれるものです。精神対話士の一人は、このような対話を「積算温度の対話」と呼んでいます。春になって木の芽が吹き出し花が咲くのは、日々の気温が積み重ねられたからです。人の心も聴き手が一定以上の心の暖かさを送り続けると、開かれていきます。北風の強引さよりも太陽の熱のほうが旅人のマントを早く脱がせてくれるのです。

45

結論は求めれば求めるほど逃げていく

対話の失敗パターンの一つに「早合点」があります。

相手がまだ話しているのに、「それなら知っているよ」「こういうことだろ」と先回りして相手の話を理解したつもりになる。こんな早合点は、相手を確実に不愉快にさせます。よく知っている内容でも、話は最後まで聴くべきです。

たいてい、話し手の本意は聴き手の予想外のところにあると思ってください。早合点は、勘違いの原因であるばかりか、重要な話を聴きそびれる危険性があるのです。「それで？」「それから？」などと話を促して最後まで話してもらったほうが、メッセージのポイントや話し手の感情のポイントが見えてきます。

夫婦や親子、恋人同士がささいなことで大ゲンカになるのは早合点をするからです。感情的に満たされず、情報交換ができても、「言い足りない」と不満が残るのです。言葉をつぎ込んでいるうちに言い争いに発展します。

こんな状況になりそうなら、「それじゃ全部話して。最後まで聴くから」と言って、とりあえず相手の話をじっくり聴くことです。時間も気力も浪費せずにすみます。

また、話の結論は相手に言わせるということも、覚えておいてほしいことの一つです。聴き手が先回りして「それなら、こうすればいいんだよ」と教えてあげても、やはり相手には不満が残ります。聴き手は、つい自分の意見や成功体験を相手に押しつけがちになるのですが、それは聴き手の個人的な成功パターンにすぎません。結論を出す権利は、話を切り出した人にあります。

それに、問題を抱える当事者が「こうするしかない」と結論を導き出せば、考えも行動も積極的に変わり、結果も良くなります。たとえそれが聴き手が考える結論と同じでも、話し手が自ら考え決断し行動を実行するような対話の流れが重要なのです。

聴き手は決して結論を急いではいけません。遠回りになっても、話をていねいに整理してあげ、ときには新しい視点を提供し、対話を深めて少しでも話し手が考えやすい環境をつくることに役割の価値があります。それが「聴き上手」の真髄です。

また、どんな結論でも、話し手が自ら導き出したのなら、それを支持します。問題がある結論でも否定はせず、聴き手がさりげなく「そうすると、こんなリスクもあるのかな？」などと新しい視点を質問形式で問いかけ、さらに対話を続ければ修正されていきます。

46

結論は相手の思考フレームから引き出す

精神対話士の対話に、こんなエピソードがあります。

クライアントは五十代の男性で、本人からの依頼で同年代の同性の精神対話士が派遣されることになりました。

彼は心身ともに健康でしたが、事情があって仕事に携わることができず、一人で家に住んでいました。話を聴けば、有名国立大学の経済学部の出身ということです。以前は、都心で一人暮らしをしていました。

大学卒業後、しばらくは公認会計士を目指して資格試験の勉強をしていたそうです。しかし、父親が急に倒れ、実家に呼び戻されました。寝たきりになった父親の看病に疲れ果てた母親は憔悴《しょうすい》しきっており、彼がケアするしかなかったそうです。

数年後、父親は亡くなりました。すると、今度は母親が倒れて寝たきりになってしまいました。そんなつらい日々でも「来年こそは資格試験を突破する」と思いつつ勉強を続けましたが、介護に追われて集中できず試験には失敗し続けました。

その後、母親も亡くなったのですが、気づけば、彼は五十歳を過ぎていました。幸いに、実家に財産があったので、彼は仕事をしなくても食べていくのに困ることはありません。しかし、家族も友人も仕事もないような状態では、あまりにも孤独。残りの人生をどう生きようかと暗澹《あんたん》としていたとき、テレビ番組で精神対話士を知って派遣を要請しました。

自宅に訪問した精神対話士は、まずクライアントの話に耳を傾けました。これまでの生い立ち、父親と母親の介護のつらかった思い出。ほかの兄弟が何もしてくれなかったという不満と恨み。結婚の機会すら奪われた人生の悲運に対する嘆き。精神対話士は、ひたすら話を最後まで聴き、気持ちを受け止めることに集中していきました。

対話を何回か重ねると、心が軽くなったのか、かなり元気を取り戻し、「家庭教師の仕事ならできるかもしれない」と、社会と関わる意欲を見せるようになりました。

とても素敵な考えです。精神対話士はもちろん支持しました。本来は優れた思考力と行動力の持ち主なので、成功すると思いました。クライアントは、すぐに計画を実行に移し、あっという間に「生徒募集」を新聞の折り込みに広告を出し、中学生や高校生の生徒を集めました。

生徒や保護者の評判も良く、仕事が軌道に乗りはじめるまでには、それほどの時間を要しませんでした。

これで物事が好転する。精神対話士もそう思いました。

しかし、ある日、精神対話士が訪問すると、彼がいきなり「好きな人ができた」と話してきました。「それは良かったですね」と受けて話の続きを聴いてみると、好きになったというのは教え子の高校三年生の女の子でした。

その女の子の家庭は放任主義で、高校を卒業するまでは面倒を見るが、その後は一人で生きていけという方針のようでした。クライアントの話によれば、とても素直な生徒で、最初は高校を卒業できるかどうかわからない程度の学力しかなかったのですが、勉強のコツを覚えたら成績がどんどん伸びていったということでした。

「このまま放任してしまうのは、あまりにもったいない。能力のある子を伸ばすのが教育の使命です」と彼は強く語りはじめ、「なんとか大学に進学させたい」と訴えます。その思いが、どうも恋心に変わっていったようです。そして、精神対話士に「プロポーズするつもりだ」と切り出しました。

どんなときでも、精神対話士はクライアントの考えを支持します。彼の言葉と気持ちを十分に受け止め支持してから、精神対話士はこう言いました。

「そのお気持ちは十分理解できます。恋をする、結婚したいという気持ちが持てるようになったのは、とても幸せなことだと思います。それは、心にゆとりが出てきたという証拠ですよ。今の話を聴いていて、ますます元気になっている○○さんが実感できて、私はとてもうれしく感じました……ただ、三十歳以上も歳が離れている女性にプロポーズするのは、どうなのでしょうか。結婚した後に、ご主人のほうが早く亡くなってしまう確率が高いから、奥さんは寂しい時間を多く過ごすようになってしまうのでは……どうなのでしょうか」

そう話すと、クライアントはしばらく考え、「やっぱりおかしいですよね。言ってもらえてよかったです。ありがとう」と言ってくれました。頭ごなしに、「相手は十七歳の高校生なんですよ」と指摘したら、きっと彼は「うるさい！　これは私の純粋な愛情だ」と反発したでしょう。

どんな人でも、思考のフレームが存在します。そのクライアントの思考フレームにおいては、少女と結ばれるのが一番幸せなことなのです。その思考フレームを壊したり否定することは誰にも許されません。**相手の思考フレームの中で、別の選択肢の存在に気づいてもらうことが大切なのです。**

彼は、その後、家庭教師の仕事に専念し、地元ではちょっと有名な学習指導者になっています。今では、子どもたちの成長する姿を見るのが何よりも楽しいと語っています。

47

対話で大切なことは、話の真偽ではなく、相手の本当の気持ちを見つけること

たとえ相手がウソをついているとわかっても、対話では「ウソをつくな」と指摘して真実を求める必要はありません。ウソをつく相手の心の動きに関心を持ったほうが、結果的にホンネが語り合える可能性が高くなります。

そもそも、言葉は真実をあまり語ってはくれません。政治家の言葉、営業マンの言葉、夫婦や恋人の間で交わされる言葉、親子の会話の中の言葉。その中には、タテマエ、見栄、誇張、粉飾、戦略、駆け引きが多かれ少なかれ盛り込まれています。

真実をそのまま語るというのは、じつは至難のワザなのです。だから対話では、虚飾を含む言葉を通して、相手の本当の気持ちを見つけていくようにすることが大切です。

たとえば、話し手がカッコつけて誇張した言葉を使っているのなら、なぜカッコつけようとしたのかを考えましょう。言葉にならない心の動きにホンネが隠されていることが多くあります。もしかしたら、自分に自信がないのかもしれません。あるいは、威圧的な態

度を取ることで聴き手に話の主導権を渡したくないのかもしれません。いずれにせよ、そこには話し手が抱える何かポイントになるようなものが潜んでいるのです。

明らかにウソをつく人もいます。ウソとわかる話でも、とことん付き合うのが精神対話士流です。ウソというわけではありませんが、クライアントの中には統合失調症の方もいるので、この病気の場合、幻聴や幻覚の症状が出てくることもあります。

ある精神対話士が担当したクライアントも、「私は何者かに命を狙われているんです」と言い張りました。もちろん、それは事実無根です。病気のために、そう思い込んでしまっているのです。

初回の対話で、精神対話士がクライアントの部屋を訪ねると、彼はおもむろに天井を指差して、「誰かがあそこに穴を開けたのです。あの穴から毒ガスが流れ出ています」と訴えてきました。

もちろん、そんな穴は開いていません。毒ガスが出ている気配もありません。通常の会話なら、「そんな穴は開いていませんよ」「毒ガスなんて気のせいです」と言うところでしょう。

しかし、精神対話士はクライアントの言うことを否定せずに、支持します。このときも「それじゃ、天井裏をのぞいてみませんか？　もし毒ガスの装置があったら、解体しましょう」と返し、クライアントと一緒に天井裏をほこりだらけになりながら調べました。

押入れの天袋から天井裏に登ったクライアントは、天井の木の板に開いていた穴を指して、「この穴です。ここから毒ガスが流れ込むんです」と言いました。精神対話士を見つめる眼は真剣そのものです。

精神対話士は、「この穴ですか。この穴から毒ガスが流れ込むんですね」と尋ねると、「そうです、そうです」と、何度もうなずきます。「それじゃ、この穴をふさぎましょうよ」と精神対話士が提案すると、クライアントがティッシュペーパーを持ってきてくれたので、その穴に詰めました。

その様子を見ていたクライアントは、精神対話士に対して大きな信頼を寄せてくれるようになりました。その後も、「誰かが窓からのぞくのです」と言われれば、「私がご一緒しますから、外に出て誰がのぞいているのか確かめに行きましょう」と提案して見回りをしたり、「二重カーテンにすればいいんじゃないですか」などと解決策を提案しました。こんな対話の方法もあるのです。

相手の言っていることを疑わず、一緒に問題と不安を共有し、対応策を考えていくのが精神対話士の手法です。

一般のケースでも、お酒を飲むと少し常識とは違う話や過激な話、大げさな話をはじめる人がいますが、そんな人でも傾聴し、真偽を確かめず批判もせず受容すると、論調が穏やかになったりします。

このような対話の場合、相手がウソをつくこと自体を問題にする必要がありません。大切なのは、心が通い合う一つの時間を共有することなのです。

48

相手の間違った思い込みを指摘しないで、正しい認識に変える傾聴術

嘘というわけではないのですが、話し相手が混乱していて明らかに誤った考え方をしていることがあります。

「みんなが悪口を言っている」

「みんな、私のことを能力の低い人間だと思っている」

「みんな、僕のことをまったく無視している」

などという訴えです。

こう言われた場合も、安易に否定してはいけません。「そんなことないですよ」と言えば、それですんでしまうケースも多いのですが、相手が深刻な表情を浮かべているのなら、否定ではない別の言い方のほうが有効です。

「そうですか……私もそう思っているとお感じですか？」

などと受容しながら、聴き手である自分をどう思っているのか教えてもらうようにしま

す。一つひとつ事実を確認していって、相手が混乱していることを悟らせます。

信頼関係ができていれば、きっと相手の方は「いや、あなたは別です」と言うでしょう。そうしたら、「どうして、悪口をみんなが言っていると思ったんですか」と尋ねていけば、相手は少し広い視野で問題について考えられるようになります。

聴き手が今ここにいる自分を踏み台として差し出し、話し手にそこへ上がってもらい、少し高い場所から周囲を眺めてもらうようにするのです。一段高い視点を持ってもらえれば、今までは見えなかった事実や問題の本質に改めて気づくことができます。

ある精神対話士は、私たちの対話を「身の差し入れ」と表現します。指導したり教えたりするカウンセリングではなく、一人の人間が別の一人の人間に会いに行くという、その行為そのものに重きを置く心の触れ合い。心と心が触れ合って、話し手の気持ちが楽になれば、それで良しと考えるべきです。人の悩みや心の問題は、そんなに簡単には解決しませんし、他人が代わりに解決してあげることもできません。

重要なのは、実際に会って、じっくり話を聴き、簡単にわかったつもりにならず、相手の気持ちを本当に理解することなのです。それで相手が変わることもあるのです。

49

相手の批判を論争しないでかわす対話術

対話をしていると、話し手が聴き手を批判してくることがあります。こんなときは、まず、あわてないことです。批判は不信感の表れではなく、たいていは別の意図があるからです。

多くの場合は、話し手が聴き手に対して、自分をどこまで受け入れてくれているのかを試していると思っていいでしょう。あるいは、もっと対話を深めたいという間接的な意思表示かもしれません。いずれにせよ、「すべて受け入れますよ」と受容して傾聴すれば、態度が急に軟化することになります。

それでも、批判を続けたら、あなたの聴き方に問題があるのかもしれません。「もっと詳しく話してください」と傾聴しながら、自分が気づかなかった点がないか注意を払ってみましょう。少なくとも、傾聴することで、相手の気持ちは満足させられます。

どうしても相手の意図がわからなければ、

「ご指摘の意図が私には理解できないようです。私にわかるように説明していただけると助かるのですが……」

などと素直に言えば、誠実さだけでも伝えられるでしょう。

対話の極意は、相手の感情の動きに注目することです。それがわかれば、相手の批判に対しても反発感情を持たなくなります。批判の内容より、批判する気持ちの動きに関心が向くからです。

非難されても、まずはそれを受け入れることです。「あなたはいつも人の話をうんうん聴いているだけだね」と言われても、それは本当に傷つけようとは思っていません。「あー、その通りなんだよね。つい、その人の気持ちを真剣に考えちゃうんだ」と答えれば、トゲトゲしい相手の心も変化するでしょう。

議論の場でなければ、反論は無用です。批判されても言い返さない。損をしているような気持ちになりますが、そんな行為は後々になって尊敬を得ることにつながります。思い切って受容すると、相手が予想以上に素直になることが多々あります。「受け入れられた」と思えるからです。

50 言葉だけでは言いたいことの一割しか伝わらない

同じメッセージでも、言う人が違うと印象も違うものです。

「親孝行しましょう」という言葉も、見知らぬ政治家が街頭演説で騒々しく語れば「きれいごと」のように聞こえますが、親を失ったばかりの人が後悔の念を込めて語れば「真実」のように聞こえます。メッセージには言葉で伝わるメッセージ（言語メッセージ）と言葉以外で伝わるメッセージ（非言語メッセージ）があるのです。

コミュニケーションにおいて非言語メッセージがどれほど重要なのかを調べた心理学者がいます。メラビアンという人なのですが、相手に伝わるメッセージの約九割が非言語的なものだと指摘しました。彼の主張によれば、メッセージが伝わる割合は、言葉そのものの意味はメッセージ全体の約七%、声の大きさ・速さ・トーンは約三八%、表情・身ぶり・姿勢が約五五%を占めるということです。

精神対話士の実体験からいえば、言葉のメッセージが七%しかないというのは違和感を覚えますが、非言語的なメッセージのほうが重要だというのはうなずけます。

「話を聴くだけで、相手の気持ちが変わるのですか？」

そんな質問を、精神対話士はよく受けます。相手の気持ちを変化させることだけが精神対話士の目的ではありませんが、話を聴くだけで話し手の心が自発的に変化することが少なくありません。傾聴する姿勢が「あなたを大切にしています」という非言語的なメッセージとなり、相手の自尊感情を回復させ、結果的に気持ちが良い方向に変わるのです。

逆に、「有意義な助言をしてやろう」と、言語的なメッセージだけを送ろうとすれば、その内容は一割しか伝わらないことになります。

誤解を恐れずにいえば、見た目のメッセージが重要なのです。だから、**友だちでも恋人でもわが子でも顧客でも、気の利いたことを言おうとする前に、相づちを打ったり、黙って一緒に笑ったり涙を流す姿を見せたりしたほうが、はるかに相手の心を揺さぶります。**

卑近な例ですが、同じテレビショッピングでも、流暢《りゅうちょう》に話すセールスマンより、地方の訛《なま》りが残っているような話下手な人のほうが「一生懸命だ」とか「信用できそうだ」と思えるものです。

対人コミュニケーションが必要な仕事に従事するのなら、まず話術を磨くより、真剣に話を聴く姿勢を身につけ、その姿をお客さんに見せることを学ぶべきでしょう。

51

「笑顔」は何ものにも勝る効果的なメッセージ

非言語のメッセージで一番効果的で誰でもできるのが、笑顔です。

「お会いできて良かったです」という笑顔は、相手に対して「あなたのことが好きです」「私は敵ではありません」「楽しいひと時を過ごしたいですね」という、たくさんのメッセージを発してくれます。

もし、初対面の相手に緊張してしまったときは、軽く「い」を発音するつもりで口角を上げてみてください。笑顔は「い」を言うようにして口の両端を持ち上げるようにすると自然にできます。柔らかい印象を与えられるでしょう。

前に述べたように、人は他人を通して自分の姿を見るところがあります。だから、聴き手の態度に合わせて、相手も同じような態度をとる傾向があるのです。

たとえば、聴き手が感謝すれば、話し手も感謝してくれます。「ありがとう」という言葉を、自分から積極的に言おうとすると、他人から言われることが多くなるものです。

反対に意地悪ばかりする人は、周囲の人から意地悪される機会が多くなります。そして、さらに意地悪になるという負のスパイラルにはまっていきます。

だから、聴き手がまず笑顔を見せると、相手も同じように笑ってくれますし、話しやすい雰囲気が生まれます。気の合わない上司がいても避けずに、積極的に笑顔で挨拶をしてみましょう。口うるさい顧客にも頻繁に顔を出して感謝の気持ちを込めて笑顔の挨拶をしましょう。すると、相手はいつもと違った対応をとるようになります。

自分から少しだけ勇気を出して好意を送れば、それが「好感」という形で返ってくることを覚えておきましょう。

また、話し相手からどんなことを言われても、感謝の気持ちは持ち続けましょう。決して道徳的な意味ではなく、人間不信の人でも、意地悪な人でも、感謝され続けると、その相手に感謝したくなってくるものです。それが人の心理なのです。

話し相手が冷たい人でも、陰で悪口を言っている人でも、まず自分から積極的に感謝しましょう。すると、相手の態度が変わってくるものです。

すべての人間は、良いところと悪いところの両面を持っています。その相手の良いところだけを引き出せるようにして付き合うのです。感謝すれば、感謝が返ってきます。穏やかな気持ちが、さらに穏やかな気持ちを呼びます。鏡の心理を積極的に使いましょう。

52

相手に合わせた服装や言葉遣いをすると、メッセージはより伝わりやすくなる

前述した心理学者メラビアンの法則によれば、言葉のコミュニケーションでメッセージが相手に伝わるまでには、四つの障壁があるとされています。

第一の壁は「外見」、第二の壁は「態度」、第三の壁は「話し方」、第四の壁は「話の内容」です。話し相手が嫌いな服装をして、その場にふさわしくない振る舞いをし、相手が不快と思う言葉遣いをしようものなら、いくら正しいことを言っても誰にも通じないということです。

ふつう、話し手は「話す内容」にもっとも神経を払いますが、じつは非効率なのです。話の内容は大事ですが、それ以上に笑顔を相手に向けたり、腕組みなどをせずにゆったりとしたオープンな姿勢を見せることのほうがもっと重要なのです。その関門をクリアしないと、メッセージは相手に伝わりません。

その観点からいえば、**相手に合わせた服装や言葉遣いをすると、メッセージはより伝わ**

りやすくなります。相手の表情と自分の表情を一致させると親近感がわきやすくなるのと同じです。

派手な服装をして街で遊ぶ若者たちも、仲間同士では同じような服を着て、同じような言葉遣いで会話します。一般の企業でも、職場では同じような服装で同じような言葉遣いをします。同じような服装や言葉遣いをすることで、「自分とあなたは仲間です」というメッセージを送り合っているのは、派手な若者もサラリーマンも同じなのです。

たとえば、ビジネスシーンなら、相手がネクタイをしていない人だとわかっていれば、無礼にならない範囲で自分もネクタイをはずしたほうが、相手に親近感を覚えてもらいやすいでしょう。くだけた感じの言葉遣いをしてくる人なら、同じような言葉遣いをしたほうが、相手の印象はいいでしょう。

ただ、相手の自覚があまりない場合もあります。他人から見れば服装や言葉遣いがラフなのに、本人はそれほど崩していないと思っているかもしれません。相手の外見というより、相手の気持ちに合わせることがポイントです。判断がむずかしい場合は、相手より多少きちんとした態度を選ぶのが無難でしょう。そのほうが謙虚さや相手を大切にする気持ちがメッセージとして伝わります。

53

話し方や声のトーンを同じにすると、コミュニケーションがうまくとれるようになる

学校の入試の面接試験や企業の就職試験でも、面接官がしかめ面《つら》をしているときとニコニコ微笑んでいるときとでは、まったく話しやすさが異なります。

対話のプロである精神対話士も、初めてのクライアントと対話をするときは、緊張するものです。しかし、緊張していては、クライアントに居心地の悪い思いをさせてしまいます。深い対話をするためには、最初が肝心です。初対面のクライアントから好意をいただけるように、最大限の努力をします。

精神対話士は、対話をはじめるにあたって、身体全体で「聴きます」という雰囲気を柔らかく作っていくようにします。

これまでの経験からいえば、**精神対話士が「あなたの言葉、あなたの言葉以外のメッセージ、あなたの心にある思いに耳を傾けますよ」という思いを身体全体で伝えられたとき、人は大切な思いを語りはじめてくれます。**

対話をするときは、相手の表情の変化を見ながら、話し方（トーンやスピード）を意識的に微調整して、もっとも相手が心地良いと感じられる暖かい空気をかもし出すように努力してみてください。一般に、相手よりも速いスピードや高いトーンで話すと、話し手は「騒がしい」「軽い」「まくし立てられている」などのマイナスイメージを持ちます。逆に遅すぎると、「じれったい」「理解が遅い」「イライラする」などと、やはりマイナスイメージが持たれやすくなります。

売り上げの良い店員は、客の表情を読み取って最適な声色や表情を演出できるといいます。だから、客とすぐに親密な関係を作れるのです。この能力は経験を積めば、誰でも自然にできるようになるので、励行してみてください。

たとえば、相手が疲れている様子なら、元気な声で「もっと元気出せよ」と言うより、静かな口調で「何かあった？」とか「どうしたの？」とか「疲れちゃったのかな？」などと声をかけてみましょう。そのほうが、共感を呼びます。また、デリケートな話題のときは、落ち着いてゆっくり話してみましょう。悩みがあると、人はゆっくり話す傾向があるのです。

最初は、相手の口調や表情に一致させるようにすればいいでしょう。それだけでも以前よりコミュニケーションが円滑になるはずです。

54

相手の話は「目」で聴く

「熱い視線」「冷たい視線」など、視線にまつわる表現は昔から数多くあります。目や視線は強いメッセージを発するのです。まさに「目は口ほどにものを言う」です。

話術においても、「話すときは相手の目を見る」というのは基本中の基本ですが、目や視線から発するメッセージを大切にするのは、傾聴でも同じです。

ただ、もう少し正確にいえば、人の話を聴くときは「目を見る」というより「顔を見る」です。相手に対して「真剣に聴いていますよ」というメッセージを発するだけでなく、話し手の細かい表情の変化をキャッチできるからです。

顔を見ないで話をする人は、相手が退屈していても気がつきません。

相手が目や視線、あるいは身体全体から発する非言語のメッセージに敏感でいるためには、相手の顔の表情、手足のしぐさなど、感情が現れやすい身体の動きに絶えず注目することです。そこには、言葉で語られることのない重要な思いが潜んでいます。また、その相手に思いをはせる聴き手の仕草は、話し手に「自分のことに関心を持ってもらっている」と自然に感じさせることができます。

もっとも非言語メッセージが現れるのは、視線の動きです。心の動きに連動していると考えていいでしょう。対話中に心の変化が生じた場合、視線が泳いだり、遠くを見たり、下を見たりなど変化します。そんな動きがあったら、要注意です。今している話題が、話し手にしてみれば、興味のない内容である可能性が高いのです。

そんなときは、様子を見ながら、対話を少し続け、明らかに相手が別の話題を望んでいるようなら、「そういえば、話は変わるんですけど、この間……」などと、思い切って話題を転換します。

また、相手が話の核心に触れるようなキーワードを出したら、必ず相手と視線を合わせるようにしてください。深くうなずいたり、復唱するのもいいでしょう。話し手に対して「その話に関心があります。もう少し話してください」というメッセージを伝えられます。

それと、視線の高さは相手の目の位置に合わせるのが基本です。上から見ると、見下した感じが出てしまいます。また、上目づかいをすると、甘えた表情や自信のない印象を相手に与えます。対等である印象を持ってもらうよう、目の高さをそろえるように配慮しましょう。

55

何げないボディタッチで言葉に気持ちを込める

メッセージを伝える手段の中でも、相手に一番強く伝えられるコミュニケーションは、ボディタッチです。

夫婦、家族、恋人同士の関係なら、抱き合うことで互いに親愛さを直接伝えられるでしょう。同性の友人なら、気軽に手を取り合って笑ったり、肩に手を添えて元気づけたり悲しみを分かち合ったりもできます。

じつは、**言葉のメッセージより、言葉を介さないメッセージのほうが強く伝わります。互いの身体に触れ合って親愛の情を伝え合うのは、とても素晴らしい対話方法の一つです。**タイミングを間違わなければメッセージを最高の感度で伝えてくれます。

ビジネスシーンでも、商談が成立したときに、力強く握手すれば「よろしくお願いします」という気持ちが強く伝えられるでしょう。部下や同僚と大事な約束をするときも、肩を軽く叩きながら「頼むぞ」とお願いすれば、相手に強い印象を残すことができ、相手はその約束をいつもより強く守ろうとしてくれるでしょう。

しかし、わざとらしくやったり、なれなれしくしてしまっては逆効果になります。ほかの対話術と同じで、「こうすれば効果的だ」と意図的に狙って実践するより、「無意識にやった」という感じで実践したほうがベターです。相手の悲しさに共感するあまり思わず肩に手を添えたという感じがベストです。

ただ、ボディタッチを不快に思う人もいます。そんな人には、身体接触のコミュニケーションはやめるべきです。しかし、どんな人でも愛している人や信頼を置いている人から触れられるのは、基本的にうれしいものです。話し手の表情をしっかり見て、信頼関係が確実にできあがっていると確信できるなら、ボディタッチをしても嫌悪されることはありません。自然なコミュニケーションだと理解してくれるでしょうし、自分の話を真剣に聴いてくれていると実感してくれます。

人は落ち込むと、心地良い身体のコミュニケーションに対しては、思わずホッとするものです。女性同士なら、そっと手を握ってあげて傾聴することもできるでしょう。男性同士なら、ときどき握手するシチュエーションを作ってみるのもいいかもしれません。最初はむずかしいかもしれませんが、これも慣れれば自然にできるようになります。

56

「要約」することで、話の展開を楽にしてあげる

「なんでこの話をしているんだっけ？」と、話しているうちに思った経験はないでしょうか。話すことに夢中になると、つい話したいことが次々に思い浮かび、当初の目的を見失ってしまうことがあります。

とくに、思ったことを次々に口にしてしまう人、感情的になりやすい人、話にのめりこみやすい人は、この傾向が強いようです。無目的なおしゃべりを楽しむのなら問題ありませんが、深い対話をしたい場合は、話題が迷走すると対話がなかなか深まっていきません。

話題が変わりやすい人と対話するときは、聴き手が少しリードしてあげましょう。ときどき話を整理してあげるのです。迷走することがなくなり、話し手にとってみても、思いのたけを語り尽くせるので、話し終わったあとにスッキリとした気持ちを味わうことができます。

この対話術は職場でも家庭でも、かなり有用です。相手の話を聴いていて、もし話が迷

走しはじめたら、話の目的や要点をさりげなく伝えればいいのです。

「……あぁー、だから、○○○しようと思ったんですか……」

と、話にオチをつけてあげるのです。あまり強く言うと、「もう話を聴きたくない」という印象を与えてしまいますので、相づちに近い形で、

「なるほど、だから……」

と言うようにするのがコツです。そのほか、

「○○ということでしょうか？」

「ポイントとしては……」

「こう、おっしゃりたいのでしょうか」

と、前置きしながら相手の話を要約すると、

「そうそう、そうなんだよ、だから……」

と、相手は話を次のステップに進めやすくなります。「この人は私を理解してくれている」という信頼感もアップできるでしょう。

話をポイントだけ抜き取って、シンプルに再構成するのが大切です。話が長くなると、どうしても話のポイントがズレがちになります。対話中は、多少間違っていてもいいので、折を見て手短に要点を伝えるようにしましょう。

要は、話し手がテーマを明確にできればいいのです。要約の内容が違えば、話し手は「ちょっと違う」とか「もっとわかりやすく話しましょう」と言いながら、自分で話を整理して対話を自ら深めてくれます。

要約が苦手なら、

「それをひと言で言うなら、○○○○ということでしょうか」

と言う癖をつけましょう。自然に要約力が身についていきます。

また、要約力とは少し異なりますが、対話には「たとえるなら、○○○○のようなものですか」というような具体例や比喩を出すのも、対話には効果的です。話題の相互理解を促すほか、話し手の思考を少し広げるときに役立つこともあります。

たとえばビジネスシーンで、こんなケースが考えられると思います。得意先の担当者が、

「最近、会社の業績が良くなくて、Aというプロジェクトが頓挫して……Bという事業では……株価は○○円まで下がって……経理のほうから経費削減しろってうるさいんだよ」

などと話が迷走をはじめた場合は、「そうなんですか……」と漠然とした返事をするのではなく、

「そうですか。たいへんですね……ひと言で言えば、コストカットを厳しく求められているということですね」

と返せば、相手は、「そうなんだよ。お宅の商品をぜひ買いたいんだけど、あと五パーセント安くしてくれると、決裁がとりやすいんだけどな」と話を続けてくれることもあるでしょう。

そのほか、要約の利点は、話し手と聴き手の感情のズレを防ぐのにも役立ちます。

たとえば対話の中で、話し手が「息子が○○大学に入ったんだけど……」と言ったとき、聴き手が「それは優秀な息子さんですね」と答えたとします。ところがその言葉に対して、話し手の表情が曇るなどの変化が現れた場合は、論点にズレが生じたということです。

その大学はトップクラスではないものの、それに次ぐレベルで知名度もあり、「○○大学=優秀な大学」だと聴き手は思っていました。しかし、話を聴いていくと、話し手は必ずしも「○○大学=優秀な大学」とは考えていないのです。何をもって優秀かどうかを判断するのはむずかしいところですが、対話で大切なのはこのような思考や感情のズレを作らないことです。

そのためにも、対話の途中で要約を入れることは、有効な手段となります。

57

相手の感情を整理する「要約」のコツ

要約する利点は、話し手の気持ちを整理できる点にもあります。

聴き手が話を聴いて、

「○○が○○したので、不満に思ったんですね」

と要約して返せば、

「そうそう、もう許せない気持ちになったね。だからこう言ってやったんだよ」

と、話し手は思い抱いた感情をはっきりさせることができます。

人は自分の感情をすべて正しく認識しているわけではありません。本当は怒りを覚えているのに、その感情を無意識に押し殺していたりするのです。そんな話し手に対しては、「怒りで心がいっぱいになってしまったんでしょうか？」と、決めつけにならないように尋ねてみてください。すると、表に出せなかった感情がすんなりと出せることがあります。

激しい感情になればなるほど、人はそれを無意識に抑えこんだり、裏腹の言動をすることがあります。愛している人に裏切られたとき、言葉では「許せない」と言いながらも、じつは心の中に「まだあの人のことが好き」という感情が残っていたりします。そうすると、感情が複雑化するので、この「好き」という感情をうまく意識できなくなっていることがあります。

対話の効用の一つは、こんな複雑な気持ちをほぐせることです。聴き手が、「まだその人のことが気になるのですか」と相手の感情を引き出すように質問すれば、「じつは……」と相手は心の不完全燃焼の感情を表に出せて、気持ちの整理をするきっかけが得られます。

相手が自分の感情をうまく表現できないようであれば、

「さぞつらかったでしょう」

「楽しかったんじゃないんですか」

「とても寂しい思いをされたんでしょうね」

などと、**相手の感情を押しつけがましくなく代弁してあげましょう。それがきっかけになって相手が感情を意識化できる場合が少なくありません。**

激しい感情は心の中で不完全燃焼のまま残っていると心を蝕《むしば》んでいきます。表に出せれば、それが全体としてどの程度のものなのかを手のひらに載せて眺められるような感じになるので、苦しみや混乱から解放されることにもなるのです。

58

同じ話を繰り返す相手から、新しい感情を引き出す傾聴術

同じ話を何度も繰り返す人がときどきいます。

よくある例が、酒を飲むと決まって同じ話をする人です。

親しい友人が相手なら、「その話、前にも聴いたよ」と流せるのでしょうが、相手が上司など目上の人となると話をさえぎるわけにもいかず、すでに知っている話を最後までイライラしながら聴くことになります。

すでに知っている話に情報価値はありません。しかし、話し手からすれば、同じ話を繰り返すのは、それなりに目的や意味、あるいは特別な思いがあるのです。そこには、語り尽くしていない感情が隠されていると思っていいでしょう。

たいてい、繰り返される話の内容というのは体験談です。**体験談というのは特別な感情をともないやすく、何度語っても話し手は感情が伝え切れなくて欲求不満が残っている場合が多いのです。**

したがって、同じ話を聴かされはじめたときは、聴き手は「どんな伝え残したいことがあるのだろう」と考えながら話を傾聴してみることです。そう思うだけで、共感する気持ちが強くなり、相手の人格や大切にしている気持ちなどについて新しい発見ができます。

たとえば、飼っていた犬が死んだ話を何度もする人がいたら、

話し手「飼っていた犬が死んだんです」

聴き手「この間まで、あんなに元気だったのにね……うちの娘にその話をしたら、とてもショックを受けていました。○○さんのお子さんもさぞショックだったんじゃないんですか」（すでに聴いたという事実を伝えながら、感情を代弁する）

話し手「そうなんです……。家族みんなが落ち込んでしまって……もう……」（話し手がモヤモヤした感情を形にしようとしはじめる）

このとき、なるべく声のトーンや大きさ、スピードを相手に合わせていくようにすると、さらに共感は高まります。また、話し手は自分の姿を聴き手を通して見ることができるようになり、より自分の感情に輪郭をつけられるようにもなるでしょう。

次のように話を続けることも可能でしょう。

聴き手「○○さんも、容態が急変したワンちゃんの姿を見て、びっくりされたんじゃないんですか」

話し手「もう、びっくりというより、なにがなんだかわからなくて……夜中だったもんですからパニックになっちゃって……」
聴き手「パニックに？」
話し手「そうなんです。あの犬は、じつは死んだ母親から譲られた犬で……」（初めて語られる話題）

同じ体験談でも、二回目以降は感情の動きに注目しながら話を進めていくと、前回とは違った話題が出たり、今まで語られなかった思いが表に出てくることもあります。

相手の表情の変化にも注目してみましょう。悲しい感情を吐露しているときでも、わだかまっていた思いをうまく話せているときは、話に熱が入るはずです。そのような熱心さが顔の表情に現れていれば、対話が深まっている証拠です。

同じ話を聴いて「この人は私に話したことを覚えていない。私のことを大切に思っていない」と思っていた人は、その考えを改めてみてください。

それは正しくない考え方なのです。前項でも指摘しましたが、人はいつも自分の感情を正確に把握していません。同じ話を繰り返すのは、話し手が自分が抱いた感情を正確に認識しようとする無意識の試みなのかもしれないのです。

もし、何度となく同じ話を聴いても、新しい話題や感情の動きが見えないときは、思い切って「とても大切な思い出なんですね」「そこに深い思いがあるんですね」と尋ねてみてもいいでしょう。少なくとも、共感を示すことはできます。話題に目新しさがなくても、対話を通じて心が通い合えば、その対話は成功なのです。

相手の伝え残した感情をしっかり受け止めてみるように努めてください。そこからしかはじめられない対話もあるのです。

たとえば、相手の悲しみが深すぎて言葉で表現できないようなこともあります。そんなときは、聴き手が相手の感情を共有すれば、涙してもいいのです。話し手が泣いていないのに、聴き手側が涙するのは失礼に当たると考える必要はありません。**相手の深い悲しみを共有したときに流す涙は、美しい共感です。**聴き手の涙に触発されて、話し手も自分の悲しみを表現できるようになります。相手の鏡となって静かに涙することも、一つの共感の形だと思います。

59

同じ話をしては怒りを爆発させた青年をカタルシスへと導いた精神対話

　ある精神対話士は、人間関係がうまく築けず就職してはすぐに退職するクライアントと対話することになりました。対話してみると、彼の心の問題が、どうもすでに亡くなった父親についての複雑な感情に端を発していることが見えてきました。彼は、年上の精神対話士を父親のように感じたのでしょう。毎回、まるで罵倒するように、積もり積もった父親への恨み言をぶちまけました。

　こんなときも、精神対話士はただ傾聴します。そして共感し、受容し、からんでしまった感情を一つずつほぐしていきます。

「どうして、そこまでお父様のことを深く恨むようになったのですか」

「俺のことをずっと無視していたからだよ」

「不満をぶつけたい気持ちを我慢していたんですね」

「そうだよ。本当は、俺は怒っていたんだよ。そんなこともわからなかったのかよ」

そんな会話が続きました。

あるとき、精神対話士は、「そのつらい気持ちをお父さんに言えれば良かったですね」と質問しました。するとクライアントは、涙を流しながら「言おうとしても、『うるさい！』と怒って聴いてくれなかったじゃないか！」と、さらに感情を爆発させました。手ごたえを感じました。抱える感情の輪郭をはっきり表に出せれば、カタルシス効果が得られます。

予想通り、四回ほど対話を重ねると、クライアントはやがて落ち着きはじめ、「なんだか父親のことを許してもいいような気がしてきました。今日で対話を終わりにしてください。あとは一人でがんばってみます。またつらくなったら来てくれますか」と言いました。その後、彼からは元気で仕事をやっている旨の手紙をいただきました。

対話の良いところは、聴き手が鏡のような存在になることで、話し手が「私はもっと怒っていいんだ」「もっと泣いていいんだ」と思えるようになることです。積極的に感情のキーワードを復唱するようにしてみましょう。話し手が「ついカッとなって大声を出してしまったんです」という言葉を言ったら、「カッとなったんですね」と繰り返すのです。あるいは、相手の感情に合わせて、「そういう気持ちはよく理解できます」と共感するのです。

相手を支持しながら、感情をはっきりさせてあげる。それが相手の気持ちを楽にして、問題解決への一歩となります。

60

話の核心を求めないほうがいい対話もある。不安や不満を十分に受け止める傾聴術

話が堂々巡りする人もいます。

たとえば、「夫婦関係がうまくいっていないんだ」と話を切り出し、次に「じつは、いつも同じ理由でケンカするんだ。もう別れようと思っている」と話を展開させておいて、今度は離婚の話をするのかと思ったら、「どうして、あいつは仕事ばっかりしているんだ。家庭のことなんてちっとも顧みない」と話が戻ってしまうようなことです。

とくに、グチと呼ばれる話題の多くは、堂々巡りになりやすいものです。「こんな会社、辞めてやる」と話す人も、「明日、辞表を出して、今月いっぱいで退職する」と結論を出すケースはほとんどありません。

でも、**不満を語ってもらい、それを受け止めるのも立派な対話です。論理的に話を進める必要はどこにもありません。適当なところで話を振り出しに戻して、話し手の感情を自由に吐き出させてあげましょう。**

グチ話は前に進める必要はなく、不満に焦点を当てて、「どうして、会社を辞めたいと思ったの？」と聴いてあげることです。不満を聴き続けていけば、「じつは、会社を辞めたくても、妻が病気がちだから無理なんだ」などというホンネも出てきます。

話が堂々巡りするのは、隠れたホンネがあることが多いのです。でも、ホンネを言ってしまえば弱みを見せることになると思って、話し手はホンネを語らず、現状のつらさだけ吐き出したいと思っています。だから、不満だけを聴くようにするのがグチを聴くコツなのです。

また、前置きが長い話や、内容が矛盾している話、あるいは現実性も具体性もない話、もしくは歯切れが悪かったり、もって回った言い方など、核心に近づいては遠ざかるような話を相手がはじめたときも、語りたくても語れないホンネが隠れています。とりあえずホンネには触れず、話し手の不安や不満だけを受け止めるように配慮しましょう。

あまりに堂々巡りを繰り返すなら、やさしく「○○という点について、迷っているんですね」とか「○○さんがおっしゃりたいのは、○○○ということですか」と尋ねてみましょう。その質問がホンネを語るきっかけになるかもしれません。

いずれにせよ、相手のホンネに注目して話を聴けば、堂々巡りする話もいつも違って聴けるはずです。

61

どこまでも相手に寄り添い、希望のタネをまく

ドメスティック・バイオレンスの被害にあった女性たちと対話する精神対話士がいます。しかし、彼女たちは対話をしようとしても、多くを語ってはくれません。

自分で自分のことを悪いと決めつけてしまっている場合もあります。「暴力を振るう夫と一緒にいた私が悪かった」と思っています。また、周囲からも「自業自得じゃないの」と言われ続けてきた彼女たちは、自分のつらさを語りたくても非難されるのを恐れて、語ることを警戒していることがあります。

しかし、彼女たちの多くは、精神対話士が非難などをせずに、その気持ちを丸ごと受け止めていくと、堰《せき》を切ったように語りはじめます。「なぜあんな男を愛してしまったのか」、「子どもに迷惑をかけてしまった」、「どうして自分はこんなに弱いのか」。ただ不合理な暴力を受けた彼女たちだけが責められることではありません。それなのに、彼女たちは自分を責めることをやめません。

精神対話士は、ひたすら傾聴し、吐き出したくても吐き出せない感情に形を少しずつ与えていきます。しかし、その話は壮絶で、つい精神対話士であることを忘れ、相手の感情に飲み込まれそうになります。

ひと言でいえば、その男のところに行って「あなたの妻はこんなに苦しんでいる」と言ってあげたくなるのです。体じゅうアザだらけの女性が子どもの写真を握り締め、嗚咽《おえつ》しながら「私がいなければ……」と言い続ける姿を見たら、誰しもそういう衝動にかられると思います。しかし、そんなことをすれば、プロとして失格です。

ここがむずかしいところなのですが、共感して相手の感情にどこまでも流されてしまうことは避けなければなりません。少なくとも精神対話士はそう考えます。涙を共に流したときに「わかってもらえた」と心が癒されたクライアントは数え切れません。しかし、感情に流されて、「一緒に自殺しよう」とか「一緒に復讐しましょう」と話が発展しては本末転倒なのです。

対話で大切なのは、まず共感。そして、希望のタネをまくことです。希望の火が消えかけている人と対話して、再び力強く灯《とも》してもらう。これが対話の最終目的です。

でも、希望の火は他人が押しつけてもすぐに消えます。その人自身が人の暖かさに触れ、自ら灯すしかないのです。だから、対等な立場での対話が有効なのです。

62

「次の約束」をしっかりすることで、話し手は安心して話ができる

一方的に話し続ける人もいます。

聴き手に口をはさむ余裕を与えず、一つの話題が終われば、また別の話題が生まれる。精神対話士が対話するクライアントにも、そんな方がたくさんおられます。

なぜ話し続けようとするのでしょうか。それは、語りたいことが山ほどあるか、話をやめてしまうと聴き手が去ってしまうという不安にかられているからです。いずれにせよ、「私はあなたの話をたくさん聴きたいと思っていますよ」という非言語的なメッセージを送れば、話し手は安心できます。「この人は去らないし、最後まで話を聴いてくれる」と信じてもらえば、話す態度が変わってきます。

逆に、途中で話をさえぎろうとすると、少しのスキも与えないように言葉をつなぎます。話し手が安心できるように、普段よりも多めに相づちを打つといいでしょう。いつもより身を乗り出して、熱心に相づちを打てば、話し手は「あなたはどう思う？」と聴いてきた

りします。

やまない雨がないように、語り終わらない話もありません。腰を据えて、「あなたの話をとことん聴きますよ」というメッセージを言語的でも非言語的でもいいので送りましょう。すると、意外と話し手は自分から話すのをやめるものです。

もし、そうしても話し手が話し続けるようであれば、よほどのストレスか何かが心の中にあるのです。それを見つめるように対話してみてください。

また、相づちを多く打てば、話を引き取る機会も多くなります。相手の話を聴きながら、相づちを少しずつ長くしていってみましょう。

友だちとの対話なら、

「そうなんだ、だから、この間私が……」

「そういうことか、それなら私も……」

「つまり、こういうことなんでしょ、私はてっきり……」

などと相づちを長くしていけば、自分の話が挿入しやすくなります。一般の対話の場合でも有効でしょう。聴く時間に制約などがある場合は、こんな相づちの応用をすることで、苦痛を回避することもできます。

精神対話士では八〇分を一回の対話の単位時間にしています。ただ、八〇分が過ぎたときにタイミングよく話題が切れるわけでもありません。また、話し手がまだ話したいと思っているときに、無理に話題を中断するのは相手の心を傷つけてしまいます。

とくに精神対話士の場合は聴くことのプロですから、このあたりのところを誠意をもって対応しないと、「あなたはお金のためだけに話をする人なのね」という非難を受けることになりかねません。

対話が深くなっていくと、話し手はいつまでも話していたいという心理状態になることがあるのです。聴き手にとってはうれしいことでしょうが、時間に制限がある場合、どこかで話を打ち切らなくてはなりません。

相手が熱心に語っている話を途中で切るのはむずかしいように思えますが、サッと幕を引くことは意外に簡単なのです。継ぎ目なく続く話でも、前もって「そろそろ話のキリがつくかな」と思っていれば、かすかな幕引きポイントも見えてきます。大通りの車も、はるか先から見ていれば、途切れるタイミングが予測できるものです。対話の終わり方もそれと同じです。

大切なのは、話が途切れたときに、「もっと話していたい」という気持ちをきっちり伝えて、「また今度ゆっくり話をしましょう」と未来に向けた言葉で締めくくることです。

それでも、相手がもっと話していたいという表情をしたら、具体的に今度いつ会うか約束し、確実に実行します。精神対話士は、どんな天候でも、どんなに交通の便が悪いところでも、たとえアクシデントがあっても、なんとか時間通りに約束の場所に行こうとします。それは相手に敬意を払っている証拠になります。

待ち合わせの相手が予告なく遅刻して不快になるのは、「この人は自分の尊厳を平気で踏みにじる人だ」と思うからです。話し足りないと思っている相手も、「この人はきちんと約束を守る」と確信できれば、「それじゃ、次の機会に話しましょう」となるでしょう。

また、「次の機会」はいつごろ設定すればいいのかという判断は、ケースバイケースでしょう。精神対話士は一週間に一度のペースで対話を重ねます。しかし、プロである精神対話士やカウンセラーでない人は一週間に一度会うと決める必要もないでしょう。話し手が不安にならない程度の期間を置いて会うのが最良だと思われます。

ただ、そのうち電話するなどと保留にするのは避けるべきです。なるべく、その場で「ちょっと忙しいから、三週間後ぐらいでいいかな」などと決めるようにしましょう。もし相手が「私のほうから電話する」と言うのであれば、その電話を待って次に会う約束をすればいいでしょう。

63

次の対話のために、セルフケアに努める

話を聴く。とても簡単なことのように思えますが、本気でやろうとするとこれほど心を砕くものはありません。ウマの合わない人、悩みを抱える人、文句ばかりを言う人、悲観的な人、一度でもそんな人たちの話を長時間じっくりと傾聴してみれば、その大変さをご理解いただけると思います。

重たい感情を抱える人と対話をする場合、ときには、対話が終わっても、こちらの気持ちが重いままになってしまうことがあります。こうなると、次の対話に向けて気が重くなります。そうならないために、聴き手は心のセルフケア術を覚えておくとよいでしょう。

たとえばスポーツ、映画観賞、美術鑑賞など、自分が好きなことや趣味に没頭できる時間を確保してください。精神対話士の場合は、散歩やスポーツをして気分転換を図る人が多いようです。読書など内省的な気分転換より、身体を動かして積極的に気持ちを入れ替えるほうが効果があると思います。時間的に余裕がなければ、呼吸法や軽いストレッチ運

動でも効果的です。一度さっぱりと気分を変えられれば、心も軽くなります。気持ちがリフレッシュすれば、次の対話も透明感に満ちた心で相手に接することができるでしょう。人の話を聴くということは、相当なエネルギーが必要ですが、気持ちの切り替えをきちんとすることで、さらに深い対話が実現できます。少しの工夫ですが、日々の対話の質を高めてくれます。

どんなに大変な対話でも、心の交流があれば、互いに必ず得るものがあります。むずかしい対話が続いても私たち精神対話士が挫折することがないのは、そこに人間しかできない貴重な精神活動があると考えるからです。

「対話」は、話し手（クライアント）だけでなく、聴き手にとっても、すばらしい効果をもたらします。「人間力が深められる」と指摘する精神対話士は数多くいます。「自分の性格が客観視できる」と語る精神対話士もいます。一番多いのは、「今まで経験したことのない感動を体験できる」という精神対話士です。

自分の知らなかった知識を相手に教えてもらい、自分が知る由もなかった別世界に生きる人たちの価値観を知ることもでき、気づけば深い感動をいただいています。**対話というのは、相手を助けるためではなく、自分の心をより高い次元に導くための高度な精神活動にほかなりません。**

64

孤独感を取りのぞけば、「絶望」は生じない

私たち精神対話士が実践している対話は、聴き手が徹底して話し手に耳を傾け続ける対話です。決して指示や指導をせず、ただただ相手の話に耳を傾けます。否定せず、ありのままの相手を受け止めながら、ときにキーワードを繰り返し、複雑な気持ちを明確にし、鏡のように相手の感情を反射していく対話。数あるカウンセリング技術の中でも、「クライアント中心療法」とか「人間中心療法」と呼ばれる技術をベースにしています。

私たちは、この対話法こそが人の心を癒すと信じていますし、成果も出ています。だからこそ、こうやってみなさまに、その技術の一部を紹介しているわけです。

精神対話士の対話術をひと言で言うなら、それは「真心からの対話」ということになるでしょう。その真心の対話を実践する心構えをお伝えしたいと思います。

真心の対話は、「あなたのことをいつも心に留めています」という態度からしか生まれません。この心の姿勢が、相手をやさしく包み込む空気を生み出します。相手が「離れて

いても、この人はつねに私の気持ちに寄り添ってくれている」と思えれば、孤独も寂しさも感じません。孤独感がなければ、絶望という二文字は存在しないのです。絶望がなければ、希望というチャンスが生まれるはずです。

心強い聴き手になること。これが精神対話の目的です。

最後に、現代カウンセリングの礎《いしずえ》を築いたアメリカの臨床心理学者カール・ロジャースの言葉をいくつか引用したいと思います。カウンセラーの心構えを説いた言葉です。精神対話士はこうした言葉をつねに自分に問いかけながら対話に臨みます。

「人は、私のことを心から信頼し、つねに変わることのない、頼りがいのある人物と考えるだろうか」

「私は、人に対して好意的で、心暖かく、愛情深く、敬虔《けいけん》で、そのうえ何事にも関心を寄せる、そんな人間になろうと努力しているだろうか」

「私は相手の思惑や感情の世界に自分の身をまかせ、相手のなすがままにすべてを受け入れられるだろうか」

「私は相手のあらゆる面を認め、相手のありのままの姿を受け容れ、寛容な態度で相手に接することができるだろうか」

これらの言葉が、みなさまの対話の実践に役立てば幸いです。

65

対話による心の病の予防効果は高い

日本では、自殺者の数が減りません。警察庁の資料によれば、一九九八年以来、自殺者は年間三万人以上。未遂者は、その十倍に上るといわれています。

動機は、失業などによる生活苦や病気などによる健康問題、家庭や職場の人間関係の問題などですが、私たち精神対話士からすれば、自ら命を絶つ理由は「孤独な絶望」しか考えられません。生きる望みがなく、誰も助けてくれないと思ったとき、人は「死んだほうが楽だ」と決断するのです。けれど、望みさえあれば苦しくても自殺はしません。

実際、自殺を図った人の八割がひどい抑うつ気分を感じていて、その半数がうつ病だったというデータもあります。メンタルケア協会にも、近年、自殺予防やうつ病予防を想定したカウンセリングをしてほしいと、多くの企業から相談を寄せられています。うつ病で倒れる社員や心の病で出社できない社員が続出しているからです。十五人に一人がうつ病に陥り、七人に一人が一生に一度はうつ病になるといわれています。

うつ病は働き盛りの男性だけの病ではありません。主婦など女性のほうが発病しやすく、罹患率は男性の二倍です。また、子どものうつ病もふえて社会問題化しています。自殺に発展することも多々あります。家族や職場という拠《よ》り所が、今、精神的に消耗する場になってしまっているのです。

今、この国では、精神的なケアができる人材が早急に求められています。本書で「聴く技術」の会得方法を紹介したのも、大切な家族や友人、同僚、部下を自殺で失わないために、メンタルケアの重要性を知って実践してほしかったからです。この本で学んだことを明日から、ぜひ実行してください。職場や家庭で、部下や子どもを護る立場にある人が対話術の基本を身につければ、病気の予防や経済的損失を防ぐことができます。

世界一有名な看護婦、フローレンス・ナイチンゲールは、病やケガで苦しむ患者が夜に孤独感を募《つの》らすことがないよう、病床の夜回りを欠かさず、「ランプの貴婦人」と呼ばれたそうです。「たった一人でもいいから、なんでも自分の思っていることを率直に話せる相手がいてくれたら、どんなにありがたいことだろう」という言葉を彼女は残しています。

寄り添ってくれる人が一人いれば、孤独ではありませんし、絶望もしません。希望があれば、命の火は燃え続けます。対話をするときは、どうかナイチンゲールの言葉を思い出して、大切な人の心を照らすランプのような存在になってあげてください。

財団法人メンタルケア協会

●

1993年、慶応義塾大学医学部出身の医師たちが中心になって設立された。人は病気などさまざまな障害によって心に不安を抱え、人生をまっとうするための根幹となる「生きがい」を見失いがちになることに着目。それらの人々を真心の対話によって励まし、「生きることの尊さ」を共感しあうことができる「メンタルケアのスペシャリスト」養成講座を開設。さらに一般に普及させるため、精神対話士の育成、認定、派遣を行っている。

http://www.mental-care.jp/

対話で心をケアするスペシャリスト《精神対話士》の

人の話を「聴く」技術

2006年10月5日　第1刷発行
2008年12月4日　第8刷発行

［編著者］
財団法人メンタルケア協会

［発行人］
蓮見清一

［発行所］
株式会社宝島社Ⓒ
〒102-8388東京都千代田区一番町25番地
営業　03-3234-4621
編集　03-3239-5746
郵便振替　00170-1-170829（株）宝島社

［本文DTP］
株式会社明昌堂

［印刷・製本］
中央精版印刷株式会社

乱丁・落丁は小社負担でお取替えいたします。

ISBN978-4-7966-5453-1